TRAITÉ

DE

L'ALTÉRATION DU CRISTALLIN

ET DE SES ANNEXES;

A LYON,

De l'Imprimerie de J. ROGER, Grande-Rue
de l'Hôpital, N°· 14.

TRAITÉ

DE

L'ALTÉRATION DU CRISTALLIN

ET DE SES ANNEXES;

PRÉCÉDÉ

D'UN PRÉCIS SUR L'ANATOMIE DE L'ŒIL,

Et suivi de l'Extrait d'un Mémoire inédit sur la Pupille artificielle.

Par M. le Dr. LUSARDI, Oculiste,

Membre correspondant de plusieurs Sociétés, etc.; domicilié à Lille, Département du Nord.

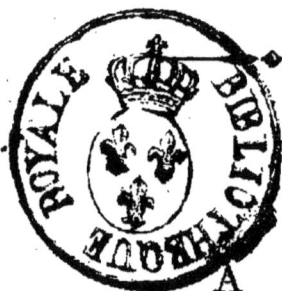

A PARIS,

Chez MENARD et DESENNE fils, Libraires, Rue Gît-le-cœur, N°. 8;

ET A LYON,

Chez MILLON cadet, Libraire, Quai Villeroi, N°. 6.

1819.

A MESSIEURS LES MEMBRES

DE LA CHAMBRE DES DÉPUTÉS,

A PARIS.

Messieurs,

Tandis que par vos nobles travaux vous jetez les fondemens du bonheur et de la prospérité de la France, les Citoyens, au sein de la paix, qui est votre ouvrage, font chaque jour de nouvelles conquêtes sur l'industrie, sur les arts et sur les sciences.

Au milieu des loisirs que laisse la tranquillité publique, j'ai tracé ce faible Opuscule; daignez en agréer l'hommage; il est digne de vous être offert, non point par son propre mérite ; mais parce qu'il a pour but le soulagement de l'humanité souffrante. N'êtes-vous pas, en effet, les vrais protecteurs de l'homme, par les loix sages que vous lui avez données , par le courage avec lequel vous défendez ses droits de Citoyen, et par les sacrifices que vous vous imposez pour l'amour de la Patrie ?

LUSARDI, Dr. Oculiste.

PRÉFACE.

CHAQUE jour ajoute à l'expérience des hommes dévoués à l'art de guérir, et cette réflexion est vraie sur-tout pour ceux qui cultivent la chirurgie oculaire. Au premier abord, on croirait que cette branche importante de la médecine opératoire se borne à quelques notions exactes sur l'anatomie d'un organe, sur le diagnostic de quelques maladies, et à la dextérité acquise dans la manœuvre d'une opération qui est toujours la même. Ceux qui partagent cette opinion sont dans une grande erreur, et le champ de la médecine oculaire est si vaste, que les derniers venus trouvent toujours une abondante moisson de connaissances à recueillir. Plusieurs points importans n'avaient pas encore été touchés avant la publication de cet ouvrage. Parmi les plus intéressans, nous citerons l'irrégularité du cercle pupillaire comme un signe qui dénote l'incurabilité de la maladie; la

mollesse du globe également fâcheuse dans
la même circonstance ; les moyens de
constater, sans crainte d'erreur, l'amaurose
d'un œil dont l'iris est encore mobile, le
fond parfaitement net , et qui présente
enfin tous les signes d'une santé absolue.

Malgré les écrits de Scarpa, et l'assen-
timent d'un grand nombre de chirurgiens
distingués, l'opinion resta encore indécise
entre l'opération par abaissement et l'opération par extraction ; il est même des
villes où la première était à peine connue
par des chirurgiens qui ne l'avaient jamais
vu pratiquer. Il était nécessaire qu'un
homme livré exclusivement à la pratique
de la dépression , voulût publier les résultats qu'il avait obtenus de sa pratique.
C'est ce que j'ai fait en donnant cet Opuscule au public. On aurait tort de penser
qu'élevé à l'école de Scarpa , je veux
rendre ici hommage au nom d'un grand
bienfaiteur de l'humanité. J'ai pratiqué la
méthode de l'extraction après avoir entendu les savantes leçons du Professeur

de Pavie , et ce n'est que la force de la
vérité , les succès plus nombreux de la
dépression , qui m'ont ramené à sa méthode. Je n'ai point cru devoir m'aban-
donner aux impressions reçues dans l'école,
et jurer *in verba magistri* ; j'ai mis à
l'épreuve les deux modes opératoires, et
j'offre le résultat de mon expérience. Puisse-
t-il être accueilli avec bienveillance ! et je
serai récompensé suivant mon désir et mon
espérance. Je crois devoir ajouter ici que,
de tous les chirurgiens que j'ai consultés
sur le succès de leurs opérations, ceux qui
opéraient par dépression étoient aussi les
plus heureux. Je pourrais en nommer
plusieurs ; mais je m'en dispenserai , parce
que mon témoignage n'ajouterait rien à
leur réputation , et qu'il pourrait d'ailleurs
alarmer leur modestie , qui est aussi grande
que leur talent. Je préviens ici mes lecteurs
que j'ai omis à dessein de parler de la
Cataracte noire dans le corps de mon
Ouvrage , parce que je suis occupé de
recueillir des faits sur cette singulière

maladie, qui a souvent échappé à l'œil
le plus attentif. Dans le moment même
où j'écris, je viens d'opérer une opacité
de cette espèce à une dame de Mâcon,
département de Saône et Loire , qu'un
oculiste de grande réputation avait prise
pour une amaurose. J'ose espérer qu'après
la publication du mémoire que je propose
sur cette matière, la _Cataracte noire_ n'é-
chappera plus aussi souvent à nos moyens
d'investigation. Je finirai en réfutant ceux
qui pensent qu'elle n'est point difficile à
reconnaître, mais qu'elle est réellement
rare; et pour cela je dirai qu'indépendamment des faits que je possède par moi-
même , j'ai vu chez M. Tadini , oculiste
qui opère par extraction, près de cent
cristallins noirs qu'il avait conservés, tant
de ses opérations que de celles de son
père et de son aïeul , tandis que M. le
docteur Forlenze , qui opère d'après la
même méthode, m'a assuré n'avoir rencontré que trois opacités noires pendant
le cours d'une longue pratique.

TABLE.

TRAITÉ

TRAITÉ

ET

OBSERVATIONS PRATIQUES

SUR

L'OPACITÉ DU CRISTALLIN

ET DE SES ANNEXES.

ANATOMIE DE L'ŒIL.

Parmi les nombreux sujets d'observations que nous offre le spectacle de la nature, il n'en est point qui porte plus sensiblement l'empreinte d'une intelligence infinie que la structure de l'œil.

Cet organe est placé dans le lieu le plus élevé de la tête, comme pour marquer la dignité de l'homme, dont les regards ne doivent point rester attachés vers la terre. Extrêmement mobile, se dirigeant en tous sens, se multipliant en quelque sorte par la variété de ses situations, l'œil ressemble à une sentinelle vigilante qui observe à la fois tous les objets, pour veiller avec plus de soin à notre conservation. Deux voiles mobiles sont toujours prêts à s'abaisser pour le défendre d'une lumière trop vive, pour le mettre à l'abri

A

des chocs extérieurs, ou afin de favoriser la puissance du sommeil.

Les philosophes de l'antiquité, dont les connaissances sur le mécanisme de la vision étaient très-bornées, admiraient déjà (*Cicero*, *de natura Deorum*) les traits de sagesse et de prévoyance répandus sur le peu qu'ils connaissaient ; de combien notre admiration ne doit-elle pas surpasser la leur, quand nous développons tous les secrets de ce sens qui semble appartenir tout entier à l'imagination, qui nous transporte aussi vîte que la pensée au-delà des distances infinies, et qui donne pour nous un corps aux atômes !

Mais, modérons les élans de notre imagination, de notre admiration ! notre tâche est de tracer avec exactitude les diverses parties dont se compose l'appareil de la vue.

Cet appareil est composé de trois ordres d'organes.

1°. La rétine, toile molle, pulpeuse, et, suivant l'opinion commune, véritable expansion du nerf optique, est l'organe essentiel de la vision ; c'est sur elle que viennent se peindre les objets qui sont devant le spectateur ; c'est elle seule qui reçoit l'impression d'un fluide éminemment subtil, la lumière, et qui peut le transmettre au cerveau.

2°. Le globe de l'œil, véritable instrument de dioptrique, est destiné à protéger la membrane rétine, à recevoir les rayons qui se dirigent vers elle, à modifier leur marche. Ce globe est la chambre obscure; la rétine est le plan sur lequel se tracent les objets.

3°. Des organes accessoires qui protégent celui de la vue (*tutamina oculi*), et qui servent à l'ornement et à l'expression du visage, complettent cet appareil : c'est par eux que nous allons commencer notre description.

DES SOURCILS.

Eminences recourbées sur elles-mêmes, placées sur le bord supérieur de l'orbite, et formées par cette saillie osseuse qu'on nomme arcade surcillaire, par un muscle nommé fronto-surciller, une couche légère de tissu cellulaire, de la peau, et des poils plus épais en-dedans qu'en-dehors. Ces poils sont ordinairement de la couleur des cheveux.

Les sourcils contribuent à l'expression de la physionomie; ils se rapprochent l'un de l'autre, par la contraction de leur muscle, lorsque le visage exprime des passions tristes, et cette espèce de contraction semble peindre la sévérité. Les

sourcils, par le même mouvement, mettent l'œil
à couvert et le garantissent d'une trop vive lumière.
D'abord, ils portent obstacle par une saillie plus
prononcée aux rayons lumineux ; puis ils absorbent une partie de ces mêmes rayons. Les sourcils noirs ont, sous ce rapport, un avantage que
n'ont point les blonds, ou ceux dont la couleur
pâle reflète la clarté au lieu de l'absorber ; aussi la
nature a-t-elle prodigué les premiers aux pays
méridionaux, où la lumière est très-vive et le
sol disposé à la réfléchir. Delà, la coutume de
quelques peuples du midi qui ajoutent encore à
cette précaution de la nature, en noircissant
les sourcils pour qu'ils remplissent mieux leurs
fonctions.

DES PAUPIÈRES.

Elles commencent au-dessous des deux légères
éminences cutanées que nous nommons sourcils ;
elles finissent en-bas au niveau de la base de
l'orbite, sans aucune ligne de démarcation qui
les sépare de la joue. Les régions temporales et
nasales les bornent transversalement ; elles se
divisent en paupières supérieures et inférieures ;
elles sont séparées par l'ouverture qui découvre
le globe de l'œil, ouverture qui fixe la grosseur
apparente de l'organe, car son volume réel ne

se découvre que par un examen plus attentif. Elles sont réunies aux extrémités du diamètre transversal de l'orbite , et forment ainsi deux angles qu'on appelle, l'un interne ou grand angle, l'autre externe ou petit angle. L'ouverture plus grande de l'angle interne dépend de la présence du tendon du muscle naso-palpebral , sur lequel les fibres viennent se fixer. Le bord libre des paupières est taillé en biseau, de manière qu'il résulte de leur contact sur l'œil et de leur rapprochement un canal triangulaire qui est destiné à transmettre pendant le sommeil les larmes de l'angle externe aux points lacrymaux. Sur le bord libre des paupières on voit l'orifice des glandes de *Meïbomius*, et près de l'angle interne les points lacrymaux se remarquent ; enfin, là où les tégumens se replient, on voit une série de poils durs et solides qu'on nomme cils , plus nombreux , plus longs et plus forts à la paupière supérieure. Ceux de cette paupière, dirigés d'abord en-bas, se recourbent ensuite en-haut vers leur pointe ; une direction inverse a lieu pour ceux de la paupière inférieure : ils s'entrecroisent quand les deux paupières se rapprochent, et mettent ainsi l'œil à l'abri des corpuscules qui voltigent dans l'air. (1) Les paupières

_____

(1) Quand les cils prennent une direction vicieuse et irritent la conjonctive, on donne le nom de trichiasis à ce vice d'implantation.

sont formées par la peau, des fibres musculaires, une membrane fibreuse, les fibro-cartilages tarses, et la muqueuse.

La Peau. Elle est couverte de rides transversales très-minces, et laisse voir à travers son tissu les veinules et les artérioles : bien plus, elle laisse passer la lumière, et permet à l'œil de distinguer le jour d'avec la nuit. Au-dessous d'elle il existe un tissu celluleux susceptible de se remplir de sérosité.

Muscles. Les fibres musculaires qui entrent dans la structure des paupières, sont celles du naso-palpebral et de l'orbito-palpebral.

Membrane fibreuse. Elle se trouve au-dessous de la couche musculaire ; elle existe d'une manière plus marquée en-dehors qu'en-dedans ; elle prend naissance au cartilage tarse et au bord de l'orbite. Dans la paupière supérieure la couche fibreuse est renforcée par une expansion de l'orbito-palpebral. L'usage de cette couche fibreuse est sans doute de donner à la paupière plus de force, de résistance, et la mettre à même de protéger l'œil plus efficacement.

Fibro-Cartilages tarses. Ils sont au nombre de deux, un pour chaque paupière : ils naissent de l'extrémité bifurquée du tendon du naso-palpebral, et se terminent en-dehors à la couche membraneuse dont nous venons de parler ; tous deux ont la forme semi - convexe de la paupière. Dans l'inférieure , cette forme est moins marquée ; ils correspondent en avant au naso-palpebral , en arrière à la muqueuse et aux glandes de Meïbomius qu'ils recouvrent. Leur structure est celle des cartilages de la trachée-artère , de ceux du nez , du pavillon de l'oreille, etc. Ils servent à assurer la solidité de la paupière, et préviennent le renversement que le frottement de ces deux voiles ne manquerait pas de produire.

CONJONCTIVE. Cette membrane commence sur le lieu où les cils s'implantent ; elle recouvre les faces internes des paupières et la partie antérieure du globe de l'œil , sans excepter la cornée transparente , où elle est invisible à cause de son excessive tenuité (1). Près du grand angle elle forme un repli très-léger qu'on nomme membrane clignotante, et s'insinue dans les points lacrymaux pour se continuer avec la pituitaire. La conjonctive appartient à la classe des membranes muqueuses elle donne à la partie du globe oculaire qu'elle recouvre, l'éclat dont il brille , et versant sur cette surface l'humeur qu'elle sécrète continuellement,

_____

(1) Dans l'inflammation elle y devient très-apparente, à cause de l'injection des petits vaisseaux.

elle facilite le glissement, et permet aux mouvemens continuels de la paupière de s'exercer
sans développer l'inflammation.

GLANDES DE MEÏBONIUS, OU GLANDES CILIAIRES.

Elles sont en très-grand nombre, disposées sur
des lignes ou petits sillons transversaux aux cartilages tarses. Parfois,, ces sillons sont obliques,
sinueux et à plusieurs branches. La couleur de
ces glandes est jaunâtre, leurs orifices sont ouverts
sur les bords palpebraux, où ils versent un fluide
onctueux que l'on nomme chassie. Dans l'état
absolu de santé ce fluide est absorbé entiérement
par les points lacrymaux; mais si l'œil est irrité
par une lumière trop vive, par un corps étranger,
alors plus abondant, il se dépose sur le bord libre
des paupières, entre les cils et au grand angle de
l'œil, sous la forme d'une cire jaunâtre, épaisse
et visqueuse. Quel est l'usage de ce fluide ?.. est-
il destiné à s'unir aux larmes pour en tempérer
l'âcreté ? ou est-il là pour empêcher ces mêmes
larmes de s'épancher sur la joue, en se refusant
à un mélange que sa nature onctueuse semble
repousser ? enfin cette chassie sert-elle à lubréfier
la conjonctive ?... Dans quelques ophtalmies
ce liquide devient âcre, et corrode le bord des
paupières, ou bien les glandes s'engorgent et

donnent lieu à un renversement. C'est à la paupière inférieure que survient ordinairement cette affection. Les paupières sont développées chez le fœtus même avant le globe de l'œil ; dans cette première période de la vie, elles sont rapprochées, réunies, comme dans le plus paisible sommeil. Eh ! comment la nature soigneuse jusqu'au point de fermer la pupille même tant que l'œil n'est pas entièrement organisé, n'aurait-elle pas préparé d'avance les deux voiles sans lesquels l'organe serait bientôt détruit !

APPAREIL DE LA SECRÉTION
DES LARMES.

La glande lacrymale, les points lacrymaux, le sac et le canal nasal, composent cet appareil.

1°. GLANDE LACRYMALE. Elle est la source des larmes. L'anatomie devenue plus exacte l'a définitivement constaté. On a rayé des tablettes physiologiques la transsudation de ce fluide à travers la cornée transparente, et la perméabilité de cet organe n'est admise qu'après la mort ou dans les derniers instants de la vie.

La caroncule lacrymale n'est plus qu'un amas de glandes muqueuses.

Et si on admet encore, avec Haller, que la
conjonctive contribue à la sécrétion des larmes,
on sait du moins que la glande orbitaire en est le
principal organe. La glande lacrymale est située
dans la fossette de l'apophyse orbitaire du frontal,
à la partie extérieure et antérieure de l'orbite. Elle
ressemble à une petite glande salivaire, aplatie,
ovalaire, divisée en plusieurs lobes, de couleur
grisâtre, et du volume d'une petite amande.
Elle admet dans sa structure une artère provenant
de l'ophtalmique, un nerf qui est une ramifi-
cation des trijumeaux, et qui provient de la
branche ophtalmique de Willis, une veine qui
se rend à la veine ophtalmique et delà aux sinus,
un tissu cellulaire qui unit ensemble les granules
dont la glande se compose, ainsi que ses divers
élémens. La glande lacrymale offre un certain
nombre de canaux excréteurs très-fins, qui, après
un court trajet, viennent s'ouvrir sur la surface
de la conjonctive, au-dessus de l'angle externe
de l'œil. Stenon le premier découvrit ce conduit
sur le bœuf. Morgagny, Zinn, Duverney, Haller
et plusieurs autres, nièrent leur existence. C'est
à Winslow, Monro et Lieutaud qu'il appartient de les avoir constatés. En 1800 on les voyait
dans le cabinet de Pavie. On était parvenu à
sonder avec une soie de porc cinq de ces orifices,

et on avait laissé les soies dans leur cavité, afin d'en faire distinguer la direction. Bichat ne les admet que parce qu'il en reconnaît la nécessité; il laisse du doute sur leur nombre et leur posi-tion, n'ayant pu les découvrir par aucun moyen.

POINTS LACRYMAUX. Ce sont les orifices béants de deux conduits plus évasés qui se ren-dent au sac lacrymal. Ces points sont environnés d'un bourrelet muqueux; ils sont placés à quel-que distance du grand angle de l'œil, sur la saillie que forme le changement de direction du bord libre des paupières. Ils touchent à la conjonctive oculaire, sur laquelle ils pompent le fluide des larmes. Les conduits, dont les points sont les orifices, s'enfoncent d'abord perpendiculairement dans les paupières, puis, se courbant à angle droit, ils marchent paralléllement à leur bord libre sous la conjonctive immédiatement, arrivent à la commissure, et s'ouvrent tantôt ensemble, d'autres fois séparement, dans le sac lacrymal. Les anatomistes qui ont précédé Haller, n'admet-taient que la première disposition. Haller, et long-temps après lui Bichat, ont jeté du doute sur la constance de cette structure, et ont même démontré que la seconde etait plus fréquente. On suppose que les canaux lacrymaux sont formés simplement par la continuation de la conjonctive.

CARONCULE LACRYMALE. Tubercule rougeâtre de forme conique, placé au grand angle de l'œil. Son sommet est dirigé en-avant, et est formé de sept cryptes muqueux, qui versent leur fluide sur la conjonctive. Vue à la loupe, la caroncule est couverte de poils qui peuvent prendre un accroissement considérable, et devenir la cause d'une ophtalmie rebelle à tout autre moyen que l'arrachement de cette espèce de cil.

L'usage de ce petit corps est de tenir les bords des paupières légérement écartés de la surface de l'œil, et de former ainsi un petit réservoir où s'accumulent les larmes et autres humeurs, en attendant leur entière absorbtion. La substance onctueuse qu'on trouve après le sommeil à l'angle interne des paupières, n'est que la partie la plus épaisse de ces humeurs, qui n'a pu être prise par les deux bouches absorbantes lacrymales, et qui reste stagnante dans le petit réservoir dont nous venons de parler.

SAC LACRYMAL. Cavité osseuse et membraneuse qui reçoit les larmes que lui transmettent les conduits lacrymaux.

La portion osseuse est formée par l'os unguis et l'apophyse montante de l'os maxillaire ; elle est désignée par le nom de goutière lacrymale. La portion fibreuse forme la paroi externe du sac;

c'est une expansion du muscle naso-palpebral ; aussi lui a-t-on donné le nom de tendon réfléchi de ce muscle. D'autres anatomistes penseront que cette production fibreuse est indépendante de ce même muscle, et que ses adhérences avec le tendon du naso-palpebral ne sont qu'une circonstance de position. Une muqueuse tapisse tout l'intérieur du sac, la portion osseuse et fibreuse en même temps ; elle offre des cryptes muqueux, puisque dans le cas de complette oblitération des points lacrymaux, le mucus enduit encore sa surface. Je sais que ce fait ne serait point une preuve pour quelques anatomistes de l'existence des glandes muqueuses. Zinn et Gunzius prétendent que plusieurs petits conduits ouverts, et sur la coujonctive et dans le sac lacrymal, servent d'accessoires aux points lacrymaux, et y suppléent même dans le cas de leur oblitération : Zinn prétend même avoir injecté ces petits conduits ; il vont prendre naissance, selon lui, sur différens points de la conjonctive palpebrale, et viennent s'ouvrir dans le conduit commun aux deux points lacrymaux. La plus stricte observation ne nous a rien fait découvrir de pareil ; aussi nous ne nions point l'observation de Zinn, mais nous la regardons comme celle d'une disposition particulière.

CANAL NASAL. C'est un conduit osseux et mem-

braneux. La portion osseuse est formée par l'os
unguis, l'apophyse montante du maxillaire, et par
le cornet inférieur. La portion membraneuse est
un prolongement de la pituitaire adhérente aux
parois osseuses du canal; une ouverture étroite et
sans valvule établit sa communication avec le sac
lacrymal, d'une part ; de l'autre, il s'ouvre dans
les fosses nasales, sous le cornet inférieur, par
un orifice tantôt étroit, tantôt évasé. Quelquefois
il s'ouvre d'une manière oblique dans l'épaisseur
de la membrane de Schneiders, comme l'urètre,
entre les tissus membraneux de la vessie. On a
vu cette ouverture inférieure et le canal lui-même
divisés par une cloison.

La direction du canal est celle d'une courbe
légère dont la concavité regarde en avant ; mais
le degré de courbure est singuliérement variable,
et ne peut être nullement précisé. Cet état de
choses a contribué puissamment à faire oublier
la méthode de Laforêt dans le traitement des
fistules lacrymales. En effet, il est des sujets sur
lesquels la sonde ne pénétrerait jamais; il en est
sur lesquels elle occasionnerait de grands fracas
dans les os, et sur-tout le brisement du cornet
inférieur.

Il est probable que la portion membraneuse
adhérant peu à la surface plus solide des os qui

composent le canal , a la faculté d'agir sur les larmes qui la baignent, et d'en accélérer la marche.

A l'époque de la naissance , tout l'appareil de la sécrétion des larmes est parfaitement développé. Cette organisation précoce est sans doute en harmonie avec le besoin des larmes que l'homme verse si souvent dans son enfance.

Dans les âges suivans , rien n'est changé , si ce n'est la grandeur du canal nasal, que le développement des maxillaires supérieurs détermine plus tard. Quand la vieillesse vient émousser notre sensibilité , et que les larmes n'obéissent plus qu'aux émotions les plus vives , alors les points lacrymaux se rétrécissent , et même s'oblitèrent quelquefois sans autre affection des paupières.

LE GLOBE DE L'ŒIL.

Le globe de l'œil est placé dans une cavité que l'on nomme orbite , qui est destinée à le protéger de toutes parts en même temps qu'elle permet le libre exercice de ses mouvemens. Les fosses orbitaires , au nombre de deux , placées sur la même ligne , un peu au-dessus de la partie moyenne de la face , représentent des cavités quadrangulaires et pyramidales. La base de ces cavités est antérieure et tournée légérement en-dehors. Le sommet ou le fond est en arrière et dirigé en-dedans.

Les os qui concourent à la formation de l'orbite sont, en-haut, le frontal et le sphénoïde; en-bas, l'os maxillaire supérieur et l'os du palais ; en-dehors, l'os de la pommette et le sphénoïde; en-dedans , l'os unguis , l'os éthmoïde, et l'os du palais.

L'orbite, par sa forme quadrangulaire, suppose quatre parois, dont la figure approche de celle d'un triangle.

La paroi supérieure est appelée la voûte orbitaire. A la partie la plus postérieure , ou au sommet de cette surface, on trouve le trou optique, qui donne passage au nerf du même nom et à l'artère ophtalmique. A la partie antérieure on voit en-dehors la fosse qui loge la glande lacrymale ; et en-dedans , une fossette où glisse le muscle grand oblique, et près de laquelle se fixe sa poulie cartilagineuse. La paroi inférieure est presque plane ; on y remarque une goutière qui se convertit antérieurement en un canal destiné à loger le nerf maxillaire supérieur, une artère et une veine. Des trois côtés que cette paroi présente, l'antérieur fait partie de la base de l'orbite , l'interne est uni à la paroi du même côté; l'externe, uni en partie avec la paroi externe, s'en détache en-

en arrière pour former une fente large ; et qu'on nomme sphéno-maxillaire. Cette ouverture établit la communication entre l'orbite et la fosse zigomatique ; elle donne passage à des vaisseaux et à des nerfs.

La paroi externe est presque plane ; elle offre quelques ouvertures semblables à des trous nourriciers , et qui transmettent quelques rameaux sanguins et nerveux de l'orbite à la fosse temporale. Unie dans ses deux tiers supérieurs à la voûte orbitaire, elle s'en sépare en-arrière pour former la fente sphénoïdale qui donne passage à la troisième , quatrième et sixième paires de nerfs , et de plus à la première branche de la cinquième , à la veine ophtalmique, et à un rameau de l'artère méningée moyenne de la dure-mère.

La paroi interne est moins étendue que les autres ; elle est presque plane. On y remarque antérieurement une goutière qu'on nomme lacrymale. Le sommet de l'orbite est dirigé en-dedans et en-arrière. On y voit le trou optique et la partie la plus large de la fente sphénoïdale. La base de l'orbite est tournée en-avant et en-dehors. Son étendue transversalement est plus grande que de haut en-bas ; on remarque sur son bord supérieur le trou surcilier ou frontal, par lequel passe la branche principale du nerf frontal ou ophtal-

B

mique. Ce bord n'offre qu'une échancrure convertie en trou par un ligament.

L'orbite renferme le globe de l'œil et les muscles destinés à le faire mouvoir.

Le globe de l'œil est formé d'humeurs et de membranes. La sclérotique, enveloppe dense et fibreuse, forme les parois solides du globe; au-dessous d'elle, la choroïde dont les fonctions se lient plus intimement à la vue, et la rétine qui en est l'organe essentiel. Les humeurs remplissent la cavité du globe, et, par leur diaphanéité, permettent à la lumière de pénétrer jusqu'au fond. En avant, se trouve l'iris dont l'ouverture mobile et toujours en rapport avec la rétine, n'admet que les rayons nécessaires à la vue, et repousse le reste des faisceaux lumineux dont l'excès blesserait la sensibilité de l'œil; enfin, la cornée transparente, qui défend l'œil antérieurement, et le sépare de tout corps extérieur, excepté le fluide subtil qui peut seul le traverser.

DE LA SCLÉROTIQUE.

La sclérotique occupe les quatre cinquièmes du globe; elle est de forme parfaitement sphérique, mais tronquée en-avant : en-dehors elle correspond aux muscles de l'œil, au nerf optique, à la conjonctive, et à la graisse de l'orbite ; en-

dedans elle est en contact avec la choroïde, dont
elle est cependant séparée par des vaisseaux, des
nerfs et du tissu cellulaire : en-arrière, au côté
interne de son axe, on rencontre plusieurs trous
à travers lesquels passe la substance médullaire
du nerf optique; dans ce point, la continuation
de l'enveloppe fibreuse du nerf sur la membrane
est manifeste; de là l'opinion de plusieurs anatomistes qui ont regardé la sclérotique comme une
expansion de la dure-mère; cependant on voit
cette enveloppe naître d'un petit bourrelet au
contour du nerf optique. En avant, la sclérotique
offre une large ouverture dont les bords taillés
en biseau aux dépens de leur surface interne,
reçoivent la cornée. La cornée opaque ou sclérotique est percée de petits trous qui donnent
passage aux nerfs et vaisseaux ciliaires. Ces rameaux nerveux et vasculaires traversent la substance sans s'y ramifier. Le tissu de cette membrane est formé de fibres dont la direction est
entièrement irrégulière ; aussi est - elle rangée
dans la classe des membranes fibreuses. Sa solidité la rend très - propre à servir de soutien et
d'enveloppe au globe de l'œil. Son extensibilité
et la contractilité de tissu, sont démontrées dans
l'hydrophtalmie et après la ponction de l'œil ;
dans ces cas, la sclérotique distendue revient sur

elle-même, et se resserre d'une manière évidente. Cependant il faut dire que cette extensibilité n'obéit qu'à une cause lente et long-temps continuée; et que si le pus de l'hypopion cause des douleurs intolérables, c'est parce que la membrane offre trop de résistance à une aussi prompte distension.

Au moment de la naissance, la sclérotique a peu d'épaisseur; elle laisse même apercevoir à travers son tissu la couleur de la choroïde. On ne peut douter un instant des usages auxquels la nature l'a destinée; fibreuse et dense, elle est bien propre à dessiner la forme du globe oculaire, et à maintenir solidement les parties qui le constituent; bien plus, elle devient un point solide où se fixent les muscles moteurs de l'œil. En obéissant aux contractions simultanées de tous ces muscles, elle peut changer légèrement la forme du globe. Cet usage est sur-tout marqué chez les animaux amphibies, qui ont besoin d'accommoder leurs yeux au double mode d'existence dont ils jouissent. Chez eux, la sclérotique est formée de cerceaux superposés qui peuvent se replier les uns sur les autres, ou s'étendre à volonté, de manière à alonger ou diminuer l'axe antero-postérieur de l'œil, suivant le milieu où ils se plongent. Ainsi, à chaque pas que nous ferons dans la description anatomique de l'œil, nous rencontrerons des preuves de cette harmonie vraiment divine qui dispose et modifie nos organes suivant nos besoins.

La Cornée transparente.

La cornée transparente occupe le cinquième antérieur de l'œil. Elle est de forme circulaire; convexe antérieurement, concave en-arrière, elle représente un segment d'une sphère plus petite appliquée sur une sphère plus grande, qui est le globe oculaire.

La surface antérieure est recouverte par la conjonctive. L'excessive ténuité qui la dérobe à nos regards, a fait croire à quelques anatomistes que cette muqueuse se terminait à la circonférence de la cornée, à d'autres que cette membrane lisse qui en recouvre la surface faisait partie d'elle-même, et n'était point l'extension de la conjonctive; mais, par une macération de quelques heures on la détache aisément, et sa continuité avec celle qui recouvre la sclérotique ne laisse pas douter de l'identité de leur nature. A cette preuve matérielle on pourrait joindre l'injection des petits vaisseaux pendant l'inflammation ophtalmique et quelques autres maladies de la cornée transparente, qui ne peuvent se rapporter qu'à la membrane muqueuse.

La surface postérieure de la cornée est tapissée par la membrane de l'humeur aqueuse. En faisant bouillir la cornée transparente, on parvient à la détacher en entier ; la cornée s'enlève, et la membrane mince dont il s'agit ferme seule l'ouverture de la sclérotique.

La circonférence de la cornée est taillée en biseau aux dépens de sa lame externe ; elle s'unit à la sclérotique d'une manière si intime, que les anciens les ont regardées comme une seule et même membrane, et ne les distinguaient l'une de l'autre que par les épithètes d'*opaque* et de *transparente*. Cette erreur de nos prédécesseurs a disparu dès que l'on a connu que la macération séparait distinctement ces deux membranes, que la structure de l'une était lamelleuse, et que l'autre était toute composée de fibres ; que les affections pathologiques de la cornée n'ont rien de commun avec celles de la sclérotique. En poussant plus loin ce parallèle, on verrait chez certains animaux la sclérotique formée par des cercles osseux qui, en se repliant les uns sur les autres, alongent le globe oculaire ou le raccourcissent ; chez d'autres, on verrait la sclérotique osseuse, cartilagineuse ; chez tous au contraire, la cornée est toujours membraneuse, et toujours transparente.

La cornée est bien moins épaisse que la sclérotique; elle n'est point fibreuse comme elle; des lames minces et superposées la forment; soumises à la macération, ces lames se séparent facilement; parfois elles sont isolées accidentellement pendant la vie; il s'épanche entr'elles du sang, du pus; on a même vu le couteau à cataracte, conduit par une main peu sûre, glisser entre ces lames, au lieu de traverser toute l'épaisseur de la cornée.

On ne rencontre dans la structure de la cornée ni nerfs, ni vaisseaux sanguins; mais les absorbans et les exhalans y existent nécessairement. Ceux-ci déposent entre ses lames un fluide que les autres reprennent. C'est à lui qu'on attribue sa transparence et en grande partie son épaisseur.

Les propriétés de tissu ne sont guères prononcées. La cornée est peu extensible, et ne concourt que très-peu à l'ampliation de l'œil dans l'hydrophtalmie; elle se ride au lieu de se resserrer uniformement après la ponction de l'œil, ce qui prouve que sa contractilité de tissu est faible. Aucune douleur ne suit sa section dans les diverses opérations qu'on pratique sur l'œil; mais dans l'inflammation, dans les affections organiques de son tissu, dans les ulcères, elle devient sensible à l'instrument, au caustique, etc., que l'on applique sur elle. Ses propriétés organiques sont prouvées par sa nutrition.

La nature du tissu de la cornée nous est encore
inconnue , malgré l'exacte analyse que nous
venons d'en faire, et malgré la plus stricte observation de ses maladies et de ses altérations ; il
n'est dans l'économie animale aucun tissu auquel
on puisse l'assimiler. Les anatomistes ont cru
qu'on pouvait la rapprocher des ongles ; mais,
depuis que Bichat nous a mieux fait connaître le
tissu épidermoïdal , on a complettement abandonné cette idée. Voit-on , en effet , des dépôts,
des excroissances , des inflammations ; atteindre
les ongles ? Quel que soit le point de vue sous lequel on veuille les comparer, jamais on ne pourra
établir aucune identité entr'eux et la cornée. Il
est encore une erreur des anciens que nous ne
pouvons passer sous silence : suivant leur opinion,
la cornée est poreuse , perméable, et laisse trans-
suder et l'humeur aqueuse et le liquide déposé
par les exhalans entre ses lames. Il est vrai qu'aux
approches de la mort , la vie, déjà si obscure
dans la cornée, l'abandonne entiérement, et celle-
ci, morte déjà avant le reste de l'individu , rentre
sous l'empire des lois physiques ; et devient poreuse ; alors le fluide qui sépare ses lamelles
exsude à sa surface , et forme ce voile , signe
toujours certain d'une prochaine destruction ;
alors l'humeur aqueuse la traverse , et l'œil s'af-
faisse insensiblement. Mais un pareil phénomène

se montre-t-il dans les morts subites et violentes, où la vie semble quitter brusquement les grands appareils, et demeure à un état latent dans le tissu des organes? Dans ces cas, la cornée résiste à cette espèce d'imprégnation des fluides qui la baignent, et demeure transparente comme pendant la vie. Il me serait facile de soutenir encore par d'autres preuves que cette transsudation n'est que cadavérique, mais je sortirais de mon sujet.

Dans l'enfance, la cornée est plus saillante que chez l'adulte. Elle doit cette première conformation à l'abondance de l'humeur aqueuse et de la sienne propre. Qui sait si ce n'est point encore là un des soins de la nature, par lequel elle dispose l'œil de manière à ce que toutes ses parties augmentent la convergence des rayons lumineux, et rapprochent ainsi la vue de cet état de myopie bien propre à ménager la sensibilité de la rétine encore si délicate dans le premier âge? Dans l'âge adulte, où nous jouissons de nos sens dans la plénitude de leur perfection, notre cornée se rapproche de la forme hyperbolique; ce n'est point un segment parfait de sphère, c'est une courbe plus propre à réunir dans un seul foyer tous les rayons lumineux qui jouissent d'une réfrangibilité différente; et c'est alors que la vue atteint sa véritable portée,

Dans la vieillesse, la cornée s'aplatit, parce que l'humeur aqueuse et la sienne propre ont diminué; et c'est là sans doute une des causes de la presbytie commune à tous les vieillards. Autour de la circonférence de la cornée, on remarque dans l'âge avancé un cercle de cellulosités qu'on nomme arc-sénile. Ce cercle se remarque parfois dans la jeunesse, mais alors c'est un effet pathologique.

Les usages de l'organe que nous venons de décrire ne sont point équivoques. Solide, il contribue à maintenir les humeurs de l'œil; transparent, il permet à la lumière de pénétrer jusqu'à l'organe qui doit recevoir son impression; convexe, il réunit les rayons épars, et en dirige le faisceau vers l'orifice de l'iris.

DE LA CHOROÏDE.

Par sa position, la choroïde est la seconde des membranes de l'œil; elle tapisse la surface interne de la sclérotique, dont elle est cependant séparée par les vaisseaux et les nerfs ciliaires, par un enduit brunâtre qui s'enlève facilement. Pendant la vie, cette couleur noire ne colore point la sclérotique; mais, après la mort, cette membrane devenue poreuse et perméable se teint des particules brunes avec lesquelles elle est en contact.

Par sa face interne, la choroïde répond par-tout à la rétine, qui est simplement étendue sur elle et ne lui adhère nullement. Une couche du même enduit s'observe également de ce côté. Petit et Morgagni ont observé que sa couleur était brune et moins foncée que celle du côté externe. Aussi facile à enlever que celui-ci, cet enduit ne teint point la rétine comme la sclérotique, et cependant il est en plus grande abondance.

La choroïde naît en-arrière d'un bourrelet léger qui environne le nerf optique là où il est abandonné par la pie-mère. Delà vient l'opinion de quelques anatomistes qui regardent la choroïde comme une continuation de cette membrane, et peut-être aussi le nom de *choroïde*, à cause des plexus du même nom qui ne sont qu'une expansion de l'enveloppe propre du cerveau. Mais cette opinion mal fondée n'a pu se soutenir longtemps, quand on a vu le rebord par lequel la choroïde commence, séparé du nerf et de la pie-mère, conservant sa forme annulaire et sa structure d'ailleurs si différente, et si peu propre à confirmer une semblable opinion.

Antérieurement la choroïde offre une ouverture large, très-vaste; elle est bornée par le cercle et les procès ciliaires; elle se termine, à ce qu'il

semble, en se continuant avec l'iris; mais cette
continuité n'est qu'aparente, ainsi que nous le
démontrerons plus tard en parlant de l'iris.

En examinant la structure de la choroïde, on
rencontre à chaque pas des doutes et des difficultés. D'abord on a prétendu que cette membrane se divisait facilement en deux lames superposées l'une à l'autre. Ruysch dit avoir exécuté
cette dissection, et il regarde la lame externe
comme formée par l'arachnoïde, et la lame interne
comme une production de la pie-mère. Lecat
était d'un sentiment très-peu différent, quand
il dit que la pie-mère arrive avec le nerf optique
jusqu'au globe de l'œil, se divise en deux feuillets
destinés, l'un à former la choroïde, l'autre à
tapisser la sclérotique. Des auteurs non moins re-
commandables ont regardé la choroïde comme
une membrane distincte et particulière : parmi
eux, Albinus et ses disciples; et dans ce dernier
temps, le célèbre Bichat. Aujourd'hui, M. Montain, ancien chirurgien-major de l'hôpital de la
Charité, s'est rangé parmi ceux qui divisent la
choroïde en deux lames, mais avec une modification bien remarquable. Selon son opinion, on
trouve derrière le cercle ciliaire une membrane
mince, large de quatre ou cinq lignes et circulaire. Elle se continue d'une part avec le cercle

ciliaire ; de l'autre elle finit, insensiblement entre
la choroïde et la sclérotique. On lui donne le
nom de membrane *suschoroïdienne*. Soumise à
la macération, la choroïde se dépouille de son
enduit noir, et devient diaphane ; c'est alors que
sa division en deux lames devient évidemment
impossible.

La choroïde paraît uniquement composée de
vaisseaux, dont l'arrangement sera développé dans
l'angéiologie de l'œil ; elle n'offre aucune apparence de fibres ; elle se racornit par l'action des
réactifs et du calorique ; on la trouve ossifiée dans
plusieurs points. Cependant on ne peut avec cela
rien dire d'exact sur sa nature intime. Bichat a
douté si elle n'était pas séreuse ; mais son défaut
d'extensibilité, cet enduit noir qui ne peut être
fourni que par elle, puisque les recherches les plus
exactes ont démontré qu'il n'existe pas de glandes,
la multitude des vaisseaux qui la parcourent, repoussent cette pensée. La choroïde, au moment
de la naissance, se détache facilement de la rétine
et de la sclérotique. L'enduit qui la recouvre intérieurement est noirâtre dans le premier âge, au
lieu d'être brun comme dans l'âge adulte. Dans
la vieillesse il devient pâle, et semble diminuer
de quantité : peut-être est-ce là une des raisons
de l'affaiblissement de la vue. Nous sommes aussi

peu avancés dans la connaissance des usages de la choroïde que dans celle de sa nature intime.

Smith, dans son traité d'optique, dit que la choroïde appliquée sur la rétine fait l'effet de l'étamage sur une glace. Cette explication absolument physique répugne aux loix de l'économie vivante; on peut dire cependant que l'enduit noir est destiné à l'absorbtion des rayons lumineux qui viennent frapper la membrane nerveuse, et que sans cela ces rayons auraient été réfléchis, auraient croisé dans l'œil la direction de ceux qui arrivent, et troublé nécessairement l'acte de la vision. Ainsi, la choroïde avec son enduit serait donc destinée à corriger la réfrangibilité de la rétine.

Chez les animaux cet enduit n'est point noir, il n'offre qu'une tache nuancée de diverses couleurs, et qui peut-être est propre à tromper les animaux en causant diverses illusions, à leur donner, des formes et des couleurs, des idées fausses, incomplettes, ce qui pose à leur instinct des bornes qu'il ne franchira jamais.

Du Cercle ciliaire.

L'ouverture antérieure de la choroïde est bornée chez l'homme par un anneau grisâtre, large de deux lignes environ, placé au-dessous de la sclérotique et derrière la cornée. Depuis long-temps il avait fixé l'attention des anatomistes, et peu d'entr'eux sont tombés d'accord sur ses usages et sur sa nature. Aussi, chacun lui a-t-il assigné une dénomination différente. Les noms de *cercle*, de *ligament*, d'*orbe*, de *plexus* même, lui furent donnés tour-à-tour par Maître-Jean, Winslow, Cassebohm, Lieutaud, St.-Yves, etc.

Le cercle ciliaire est peu adhérent à la sclérotique, et nous avançons ce fait contre l'opinion de Lefebure et plusieurs autres anatomistes, qui disent que cette adhérence résiste même à l'insufflation. Sans doute que les partisans de cette opinion n'ont étudié l'œil que sur le bœuf et quelques autres animaux. Mais l'analogie est souvent trompeuse, et les inductions tirées de l'anatomie comparée ne sont pas toujours exactes.

Le cercle ciliaire est uni à la choroïde d'un côté, et cette union est tellement évidente, que plus d'un anatomiste le regardent comme en état de continuité avec cette membrane. De l'autre, le cercle est adhérent à l'iris, et cette adhérence se manifeste quand on enlève la cornée transparente et la sclérotique ; car alors la choroïde et l'iris, unies par l'intermédiaire du cercle dont il s'agit, forment à elles seules les enveloppes de l'œil. Cette disposition du cercle entre l'iris et la choroïde nous fait connaître pourquoi on l'a nommé *ligament*. Nous venons de dire que sa face externe n'était qu'en état de continuité avec la sclérotique; sa face interne est en simple contact avec des replis de la choroïde que nous nommerons plexus ciliaires, et dont il sera question plus tard. La couleur du cercle est grise, sa consistance molle; il est inégal, bosselé, ce qui l'a fait prendre pour une série de glandes muqueuses. M. Montain le jeune, que j'ai déjà eu l'occasion de citer, a considéré le cercle comme composé d'une série de ganglions formant le système organique nerveux de l'iris et de l'œil ; ainsi, cet habile anatomiste s'est rapproché de l'ancienne opinion de Lieutaud, qui le croyait formé par plusieurs rameaux du nerf de la troisième paire. Quelques faits très-positifs nous éloignent de ce sentiment. En Espagne, j'ai eu l'occasion de disséquer l'œil d'une religieuse opérée de la cataracte, et morte peu de jours après d'une affection totalement étrangère à son opération. Je reconnus que le cercle ciliaire avait été parfaitement désorganisé, et cependant cette femme avait recouvré la vue et en avait joui complettement jusqu'au dernier moment de sa maladie. La piqûre du cercle ciliaire m'a paru également sans résultat fâcheux: aussi, nous pensons que son usage est de fixer

l'iris.

l'iris, et qu'il n'a point du tout l'influence que les auteurs lui supposent dans l'organisation de l'œil et dans l'exercice de ses fonctions.

Le cercle ciliaire est peu développé chez le fœtus et dans l'enfance; aussi les procès ciliaires, qu'il ne fixe pas, sont-ils plus saillans. Ils s'abaissent par la suite à mesure que le cercle se développe.

PROCÈS CILIAIRES.

Nous avons dit que la choroïde offrait une ouverture antérieure, large, évasée. C'est du bord de cette ouverture, au-dessous du cercle ciliaire, que partent des replis inégaux, et disposés en manière de rayons ou de couronne autour du cristallin. Chacun de ces replis se nomme *procès ciliaire*. Leur ensemble constitue le *corps ciliaire*. La forme de ces replis est celle d'un triangle scalène très-alongé, uni d'une part à la choroïde, dont il semblent la continuation; et ils tiennent par les deux autres angles en-avant à l'iris, en-arrière à la capsule du cristallin.

Les procès ciliaires sont teints de l'enduit noir de la choroïde, mais non par leur face interne; aussi, appliqués sur la membrane hyaloïde, ils la défendent de l'impression de ce fluide; et quand ils sont enlevés, leur place est marquée sur elle

par la transparence qu'ils lui ont conservée. En-
dehors les procès ciliaires sont recouverts par le
cercle du même nom. Pour voir l'ensemble des
procès ou le corps ciliaire , il faut couper l'œil
perpendiculairement à son axe antero-postérieur
dans sa partie moyenne, et le renverser de manière
à conserver dans la portion antérieure une partie
des humeurs et le cristallin; alors on voit à l'entour
de celui-ci un anneau élégant et parfaitement
semblable au disque d'une fleur radiée ; c'est là
le *corps ciliaire*. Il dérobe l'iris en partie à l'examen de l'anatomiste ; mais si on le débarrasse des
humeurs et du cristallin , et si on soulève en
même temps l'extrémité libre des replis, l'iris se
découvre tout entière derrière eux. J'ai dit l'extrémité libre , car l'ablation du cristallin rompt
toute adhérence entr'eux et sa capsule. L'adhérence à l'iris est si faible, qu'on s'en aperçoit à
peine en les soulevant. Il n'en est pas de même
de leur union avec la choroïde et le *ligament* ou
cercle ciliaire , quoique pourtant ils soient de
nature bien différente de celui-ci.

Dans l'enfance, les procès ciliaires sont plus
rouges, et l'enduit qui recouvre leur face externe
est plus abondant. Leur nature intime nous
échappe entièrement. On pense , et c'est Galien
qui est le premier auteur de ce sentiment, que

les procès ciliaires sont destinés à fixer la capsule ; et cette idée peut se changer en certitude, si l'on considère que chez plusieurs animaux ces replis forment une véritable membrane qui s'implante sur le cristallin, le fixe, et ne s'en détache que par une violence assez sensible.

DE L'IRIS.

On désigne par ce nom une membrane de forme circulaire, faisant l'office d'une cloison qui sépare l'œil en deux cavités, et offrant dans son milieu une ouverture ronde qui établit entr'elles une communication, et mesure la quantité de lumière que la sensibilité de l'œil lui permet de recevoir.

L'iris est ronde chez l'homme ; elle nous présente deux faces et une circonférence qu'il faut examiner.

Antérieurement l'iris est plane, c'est l'avis de Haller, de Boerrhave. Ce n'est point celui de Petit, qui l'a trouvé convexe chez beaucoup d'animaux ; ce n'était pas non plus celui de Winslow. Cette face externe est maintenue dans sa position par l'humeur aqueuse qui lui sert d'appui contre l'humeur vitrée qui la pousse en-avant. Aussi, quand on blesse la cornée et que l'humeur aqueuse s'écoule, l'iris vient s'appuyer contre la cornée ou contre les instrumens qu'on porte dans la chambre antérieure. Le seul cas où cette membrane devient convexe antérieurement, c'est celui où, comprimé par les quatres muscles droits, l'œil et les humeurs qu'il contient sont poussés en-avant. Dans toute autre circonstance, la face antérieure de l'iris est sur une ligne parfaitement droite. Cette disposition, jointe à la connaissance que nous avons de la face interne de la cornée, nous donne la mesure de la chambre antérieure de l'œil, ou de la première des cavités séparée par la membrane que nous décrivons. Nous reviendrons d'ailleurs sur cette matière, en traitant des humeurs du globe oculaire.

La face postérieure de l'iris regarde le cristallin. Sa direction est plane et verticale comme la face antérieure ; elle est recouverte d'un enduit noir plus épais que celui de la choroïde elle-même, et que l'on nomme *uvée*. La macération détache cet enduit, et laisse apercevoir sur la membrane des stries convergentes vers la pupille, qu'on a prises pour la continuation des procès ciliaires. Chez les animaux ruminans, où ces lignes rayonnées sont mieux marquées, on voit évidemment qu'elles appartiennent à l'iris. Leur grand nombre et leur ténuité fait croire au premier aspect qu'elles

se confondent en une zone qu'on regarde comme
des fibres orbiculaires, par lesquelles on expli-
quait les mouvemens de la pupille. Ruisch et
Maître-Jean les ont représentées dans deux planches. Un grand nombre d'anatomistes les ont
admises après eux, jusqu'à ce qu'enfin Morgagny
et Haller, d'après Valsalva, les ont entiérement
rejetées. Il est facile, en examinant au micros-
cope la surface iridienne, de reconnaître l'erreur
que ces hommes célèbres ont si tardivement dissipée. La petite distance qui existe entre l'iris et
le cristallin se nomme chambre postérieure, par
opposition à celle qui sépare la même membrane
de la cornée transparente; mais, comme je viens
de le dire, l'une et l'autre seront plus tard le sujet
de notre observation.

La grande circonférence ou le bord circulaire
de l'iris, est uni au ligament ciliaire interposé
entr'elle et la choroïde ; il touche également
à la sclérotique dans les points où celle-ci va s'unir
à la cornée ; et enfin il est attaché à l'angle antérieur des procès ciliaires. Quant à son union avec
la sclérotique, il est évident qu'elle est bien
légère ; car, en faisant à celle-ci une section circulaire sur la partie moyenne du globe ou environ,
on la détache facilement, ainsi que la cornée; et
l'iris, sans avoir souffert aucun tiraillement, reste

C 3.

en première ligne sur la partie antérieure de l'œil.

La petite circonférence de l'iris se nomme pupille ou prunelle ; elle forme une ouverture qui n'occupe pas précisément le milieu de l'iris, mais qui se rapproche un peu plus du nez que des tempes : cette observation est due à Winslow ; cependant on a pu le remarquer avant lui dans les planches d'Eustache et de Casserius. Le diamètre de la pupille est d'une ligne environ dans l'état naturel, mais il varie chez le même individu suivant l'intensité de la lumière. La forme de l'ouverture est ronde chez l'homme, et en général chez les mammifères. J'ai pourtant trouvé chez Mme. Perrody, de Lyon, une exception à cette règle. Les pupilles étaient oblongues, arrondies par une de leurs extrémités, et pointues par l'autre. Trois enfans dont elle était mère offraient des pupilles semblables, dont la forme est comparable à celle d'une raquette. J'avais déjà rencontré cette disposition chez M. Morel, de Chanins, département de l'Ain ; j'avais cru qu'elle était la suite d'une opération, quand l'exemple de Mme. Perrody me prouva que c'était une conformation congéniale.

La couleur de l'iris détermine la couleur des yeux, qui sont ordinairement noirs ou bleus.

Mais ces deux teintes ne sont pas toujours bien tranchées, et il y a entr'elles une foule de nuances, dont les principales sont l'orange foncé, le jaune, le vert, le bleu, le gris mêlé de blanc, et le brun qui est ce qu'on appelle noir. Il arrive assez rarement que l'on rencontre l'iris parfaitement rose ; cette singulière disposition s'unit à une vue faible, et à une organisation physique très-exiguë. Les cheveux et la peau sont d'une blancheur éclatante : la durée de la vie est courte. Tels sont sommairement les individus connus sous le nom d'*Albinos.*

J'en ai rencontré beaucoup en France et en Espagne, où on les trouve d'ailleurs en assez petite quantité. Dans l'Amérique septentrionale et sur l'isthme de Panama, on les a regardés comme une race d'hommes particulière. Banks et Solanders ne partagent pas cette opinion ; ils regardent cet état comme une affection pathologique, une véritable dégradation de l'espèce. L'iris est composée de deux lames : chez l'homme il est impossible d'en faire la séparation ; et c'est à l'anatomie comparée que nous devons la connaissance exacte de ce fait. La lame antérieure, demi-fibreuse, demi-spongieuse, a été comparée au tissu des corps caverneux, plutôt pour faciliter l'explication des mouvemens de la pupille,

que par suite d'un examen attentif. La lame
postérieure est regardée par les anatomistes qui
ont disséqué des animaux, comme une continuation de la choroïde. En effet, à travers le
tissu transparent de la membrane, on reconnaît
chez les poissons la couleur dorée ou argentée
de leur choroïde. Mais chez l'homme, je doute
fort que cette structure ait lieu, et l'on ne re-
trouve rien de la choroïde derrière l'iris, sinon
l'enduit noir que nous avons appelé *uvée*. L'auteur
immortel de l'Anatomie générale nie l'existence
des fibres musculaires dans l'iris. Dans ces derniers temps, M. Maunoir, de Genève, a prétendu les avoir démontrées. Si définitivement on
ne veut point les admettre, il faut avoir recours
au tissu particulier que Dupuytren et Rullier ont
spécifié, dans ces derniers temps, sous le nom
de tissu *érectile*. L'iris reçoit une très-grande
quantité de vaisseaux artériels, qui viennent pour
la plupart des ciliaires longues. Nous en expose-
rons la marche dans l'angéologie de l'œil.

Nous ne dirons rien des veines de l'iris, peu
connues jusqu'aujourd'hui, et qui se rendent à
celles de la choroïde.

Les nerfs se remarquent très-distinctement
sous la forme de filamens nombreux qui proviennent des ciliaires. On ne peut aisément les

distinguer des stries blanches de la membrane, avec lesquelles ils se confondent.

L'iris présente dans le fœtus, et jusqu'au septième mois ordinairement, une membrane qui ferme l'ouverture de la pupille ; c'est celle que Wachendorf a décrite dans le *Commercium Norimbergense.* Chaussier en a nié l'existence, que je n'ose pourtant révoquer en doute, après les descriptions de Haller, de Zinn, de Hunter. Quelquefois cette membrane s'est conservée intacte jusqu'au moment de la naissance, et forme une maladie que les auteurs appellent improprement cataracte de naissance.

Les propriétés de l'iris sont dignes de fixer notre attention. Le calorique racornit promptement cette membrane, et les dilatations morbifiques de l'œil prouvent suffisamment son extensibilité. La sensibilité animale est nulle ; on la blesse, on l'ouvre pour former une pupille artificielle, et il n'en résulte aucune sensation pénible. L'iris jouit d'un mode de contractilité particulier: en se dilatant, elle diminue la largeur de la pupille ; en se contractant, elle l'agrandit. La première action se passe sous l'influence d'une lumière vive et très-forte ; la seconde se passe dans l'ombre ou dans l'obscurité : ainsi, c'est par l'influence d'un stimulant que l'iris se relâche ;

c'est par défaut d'un stimulant que l'iris se contracte. Que diront à cela les partisans de la structure musculaire ? Où trouveront-ils des fibres
musculeuses qui offrent un phénomène si opposé
à la loi constante de la contractilité apparente ou
sensible ? Convenons que ce mode de mouvement
nous est encore très-peu connu, et ne nous perdons
pas dans des hypothèses qui sont sans avantage
pour la science. Je relèverai seulement la suppo-
sition de ceux qui n'accordent de mouvement
qu'en la petite circonférence de l'iris. J'ai vu trois
prunelles artificielles sur le même œil ; toutes
trois étaient contractiles, et quel que soit le lieu
où on fera la pupille, toujours on trouvera le tissu
iridien propre à se dilater et à se contracter.

Les rapports sympathiques de l'iris sont extrêmement multipliés. Aussi elle nous fournit une
foule de signes précieux dans une multitude
d'affections qui tiennent au cerveau, aux tarses,
aux viscères de l'abdomen. Nous n'entrerons dans
aucun détail à cet égard.

Ses usages ne sont pas douteux. Toujours en
rapport avec la sensibilité de la rétine, elle mesure la quantité de lumière que celle-ci peut recevoir, semblable à l'objectif de la lunette de nuit,
qu'on élargit pour embrasser tous les rayons épars
dans l'espace, et qu'on rétrécit dans la lunette de

jour, pour éviter le trouble de la vision achroma-
tique.

DE LA RÉTINE.

Au-dessous de la choroïde, on trouve une
autre membrane formant la troisième enveloppe
de l'œil. Elle commence au nerf optique ; elle
s'étend jusqu'au cristallin, et suit en tout la disposition de la choroïde, qui la recouvre. Son origine au fond de l'œil paraît manifeste ; on la voit
naître d'un petit tubercule blanc, conique, mame-
lonné, de moindre grosseur que le nerf optique,
et comprimé dans son milieu. De-là, elle forme
en s'avançant un cercle froncé légérement, et
qui s'étend en coupole hémisphérique. En-avant,
au premier examen, il semble que la rétine se
termine par un cercle un peu plus épais aux procès
ciliaires ; mais en enlevant ceux-ci avec précaution, on reconnaît une lame mince qui se porte
jusqu'au contour du cristallin. Dans le reste de son
étendue, elle enveloppe avec exactitude le corps
vitré et la membrane hyaloïde ; elle est, en-dehors,
entiérement recouverte par la choroïde. La rétine
est d'une couleur grisâtre qui contraste avec la
blancheur de la substance nerveuse ; cette couleur est uniforme dans toute la surface extérieure ;
en-dedans, on remarque à deux lignes environ

de l'insertion du nerf optique, et de son côté externe, une tache jaune plus foncée dans son milieu que dans son contour ; elle est à l'extrémité de l'axe visuel. Plusieurs plis se distinguent aux environs. Sœmmering, professeur à Mayence, est l'auteur de cette découverte, jusqu'aujourd'hui peu importante, mais qui se rattachera par la suite à l'explication des fonctions de l'œil. *La tache jaune*, c'est ainsi qu'on la nomme, ne se rencontre que chez l'homme et chez quelques animaux. Chez le premier, elle offre dans son milieu un point noir qu'on appelle le trou central de la rétine ; le reste de la surface interne est d'un blanc jaunâtre. La consistance de la membrane est moindre que celle de la substance nerveuse ; elle paraît composée d'une pulpe médullaire sans aucune apparence de fibres. Elle ne se racornit point par le feu ni par les acides, et c'est là un des phénomènes qui la rapprochent de la nature des nerfs, chez lesquels le racornissement n'est dû qu'au névrilème, uniquement. Cette conformité entre la rétine et la substance nerveuse suffit-elle pour admettre que la première soit la continuation du nerf optique ? ou devons-nous la regarder comme un organe essentiel, distinct, et séparé ? Je reproduirai ici l'ancienne opinion de Winslow. Cet auteur fait remarquer que le

nerf optique, arrivé à la sclérotique, ne traverse
cette membrane que par une série de petits trous
qui constituent ce qu'il appellait la *lame cri-
bleuse*, et il ne pense point que de si faibles filets
de substance médullaire puissent former une
vaste toile comme celle de la rétine. On a reconnu, au rapport d'un anatomiste distingué,
des rameaux du grand sympathique se dirigeant
dans sa substance; elle reçoit manifestement des
vaisseaux; or, cette organisation, qu'on pourrait
dire complette, semble appartenir plutôt à un
organe distinct, destiné à exercer par lui-même
des fonctions importantes, qu'à un simple nerf
dont l'extrémité serait développée. Ajoutons à
cela que M. Marjolin a trouvé la rétine devenue
fibreuse, ce qui ne peut s'accommoder avec l'idée
qu'elle est toute formée de la pulpe du nerf optique; et, de plus, rappelons-nous que sa couleur
et sa densité ne sont point non plus en harmonie
avec la substance qu'on lui donne pour origine.
La rétine jouit d'une sensibilité animale très-déve-
loppée; c'est en vertu de cette faculté qu'elle est
l'organe essentiel de la vision. La contractilité
animale est nulle chez elle; les autres propriétés
organiques de la vie existent, mais ne sont démontrées que par sa nutrition. Dans les premiers
jours de la vie, la rétine est déjà parfaitement

développée ; étant le principal instrument de la
vue , une organisation précoce était une conséquence nécessaire du prompt exercice auquel
elle était destinée ; et , en général, on peut dire
que si chez le fœtus tous les viscères de la vie
animale ou de relation sont dans l'attente de
l'acte , ceux qui doivent agir les premiers sont
aussi ceux qui ont le plutôt atteint le complé-
ment de leur organisation.

Les usages de la rétine ne sont point douteux ;
elle est destinée à recevoir l'image des objets , et
à les transmettre au cerveau par l'intermédiaire
du nerf optique. Plus d'un anatomiste cependant
lui ont disputé cette prérogative , d'être la partie
essentielle de l'organe de la vue. Galien croyait
qu'elle entretenait l'humeur vitrée. Mariotte ,
Lecat, Gunz, ont voulu donner à la choroïde
les usages qui n'appartiennent qu'à elle. Mais
Pequet et Lahire ramenèrent les savans à la saine
doctrine. Eh ! que fallait-il de plus qu'une simple
inspection pour connaître les usages de cette
membrane ? Ne voit-on pas dans cette surface
lisse, dont la concavité augmente encore l'étendue, une toile disposée pour recevoir le dessin
et les couleurs des objets ? comme, dans l'oreille,
un tube pour recueillir les rayons sonores ; et
dans la main de l'homme, capable de se mouler

à tous les corps, l'instrument de l'intelligence et de l'industrie humaine !

DES HUMEURS DE L'ŒIL.

Le globe de l'œil, d'après ce que nous avons dit jusqu'ici, offre une grande cavité à parois membraneuses, séparée par l'iris en deux parties inégales. Cette cavité est remplie par des humeurs diaphanes qui laissent passer les rayons lumineux jusque sur la rétine. Ces humeurs sont d'avant en-arrière, l'humeur aqueuse, le cristallin et sa capsule, l'humeur vitrée et son enveloppe. Telles sont les parties intérieures du globe, que nous allons examiner dans l'ordre énoncé.

L'humeur aqueuse est renfermée dans l'espace compris entre le cristallin et la face postérieure de la cornée. L'iris divise cet espace inégalement, et en forme deux cavités très-petites, qu'on nomme chambres antérieure et postérieure.

La chambre antérieure est la plus grande; elle est bornée antérieurement par la face concave de la cornée ; en-arrière, par la face plane de l'iris. Dans le point de contact entre l'iris, la cornée et la sclérotique, on trouve un petit canal circulaire qu'on nomme canal de *Fontana*, et dont on ignore les usages. Il est possible de le remplir de mercure, il est ténu, pour ainsi dire capillaire; il fait le contour de la chambre antérieure. Le diamètre antero-postérieur de cette chambre est d'une ligne environ; la pupille établit entr'elle et la postérieure une libre communication.

La chambre postérieure est plus petite. Elle est bornée en-arrière par la surface convexe du cristallin, en-avant par la surface plane de l'iris; sa circonférence est décrite par les procès ciliaires et par un canal dont nous parlerons plus tard, c'est celui de Petit. Son diamètre antéro-postérieur est d'environ un cinquième de ligne. Cet espace si rétréci ne fut point apprécié par tous les anatomistes ; quelques-uns nièrent l'existence de la chambre postérieure. Une expérience bien simple suffit pour la démontrer. On expose un œil à la congélation, et le petit glaçon qui s'interpose entre l'iris et de la lentille cristalline, démontre cet espace avec tous ses diamètres. C'est dans les deux petites cavités que nous décrivons, que se trouve l'humeur aqueuse : mais quelle en est la source ? Les physiologistes aujourd'hui la regardent comme le résultat d'une sécrétion séreuse. Haller, à qui l'on doit cette vérité, a réuni enfin toute la saine partie des physiologistes. Il n'en était pas de même avant lui. D'abord, on

attribua

attribua la sécrétion de cette humeur à des glandes. Nuck, en faisant disparaître cette erreur, y substitua ses conduits, dont l'existence n'est pas plus réelle. St.-Yves et Petit crurent que l'humeur aqueuse n'était que la partie limpide, ténue, de l'humeur vitrée, transsudant à travers les pores de la membrane hyaloïde. Plusieurs faits tendent à démontrer une membrane séreuse : $1.^o$ une sécrétion prompte et abondante ; car l'humeur aqueuse écoulée se régénère entiérement dans vingt-quatre heures à peu près. C'est ce qu'on peut observer après diverses opérations qui ouvrent la cornée. Volhouse prétend que le mercure pris en frictions s'est déposé dans les chambres. Après une inflammation vive, la surface interne de la cornée devient quelquefois blanche, un peu plus épaisse, ce qui est un caractère des membranes séreuses ; enfin il se sépare de sa surface un pus jaunâtre qui remplit quelquefois la moitié de la chambre antérieure, et qui semble le résultat d'une membrane prompte à suppurer, comme le péritoine, la plèvre, etc.

Mais si l'existence de la capsule séreuse est démontrée, comme je le crois, par ces faits, quelle est sa disposition, sa forme, ses rapports ?

M. Ribes prétend qu'elle n'existe qu'à la face postérieure de la cornée ; d'autres admettent

D

qu'elle tapisse la face antérieure de l'iris; et enfin quelques-uns prétendent qu'elle franchit la pupille, tapisse la face postérieure de l'iris comme la face antérieure; revêt enfin le fond de la petite chambre, et forme ainsi un sac sans ouverture, ce qui finit par l'assimiler complettement aux séreuses. D'abord; il est de fait que les anatomistes les plus habiles ne l'ont pas suivie au-delà de la pupille; mais, quand la pupille est fermée par la membrane de Vachendorf, pourquoi la chambre postérieure est-elle pleine d'humeur aqueuse qui pousse l'iris en avant? Admettrons-nous que les procès-ciliaires la versent dans cet étroit espace? dans l'état actuel des connaissances physiologiques, nous ne pouvons admettre un tel mode de sécrétion.

L'humeur aqueuse est limpide, transparente; elle est du poids de cinq grains environ. Suivant M. Berzelius, elle est composée de beaucoup d'eau, d'un peu d'albumine, de soude, de lactate et d'hydrochlorate, avec une matière animale. Chez le fœtus elle est rougeâtre; mais elle s'éclaircit dans les premiers jours de la naissance, et devient parfaitement limpide: elle perd de sa transparence chez quelques vieillards. L'humeur aqueuse a pour usage de soutenir la sclérotique, de laisser passer la lumière, et de conserver à ses rayons une partie de leur convergence.

DU CRISTALLIN.

Le cristallin, enveloppé dans une membrane qui lui est propre, est fixé dans une dépression orbiculaire que présente le corps vitré. Il se trouve dans la direction de l'axe visuel, sur la même ligne que l'ouverture pupillaire de l'iris. Le nom de cristallin lui vient de sa diaphanéité semblable à celle du cristal ; on l'appelle aussi *lentille*, à cause de la forme lenticulaire qu'il affecte. Convexe inégalement sur ses deux faces, le cristallin présente antérieurement une surface qui appartient à une sphère dont le diamètre est de six lignes et demie. Sa convexité postérieure est du diamètre de cinq lignes et demie.

L'épaisseur de la lentille est de deux lignes un quart, et son grand diamètre, de quatre lignes environ. Telles sont les mesures données par Petit, dans les mémoires de l'académie des sciences, après des expériences nombreuses.

La consistance du cristallin dépasse de beaucoup celle de toutes les humeurs de l'œil. Il résisté au doigt qui l'écrase, et semble, sous la pression, s'étendre plutôt que se déchirer ou se diviser. Dans l'état de santé absolue, la transparence du cristallin est parfaite ; mais en état pathologique et dans les âges extrêmes de la vie, il n'en est pas de même.

Sa structure nous offre deux substances, une extérieure assez épaisse, mais nullement lamelleuse, molle, collante et facile à enlever ; l'autre, occupant le centre du cristallin, en forme le noyau, et se compose de squammes ou de lamelles superposées les unes aux autres. Bichat a rendu cette disposition très-apparente, en soumettant la lentille à la chaleur, à l'action de l'alkool, des acides faibles et étendus. Par ces moyens, la couche externe se détruit, et le noyau se convertit en une substance blanche, où la structure lamelleuse est évidente.

La substance du cristallin, d'après M. Berzelius, se compose de beaucoup d'eau, d'une matière particulière qui se coagule par la chaleur, et qui, à la couleur près, possède toutes les qualités de la matière colorante du sang. Ajoutons à cela quelques sels, une substance animale soluble dans l'eau, et une petite portion de membrane cellulaire insoluble.

Le cristallin ne reçoit point de nerf. Reçoit-il des vaisseaux ? La plupart des anatomistes répondent aujourd'hui négativement. Mais, si je considère les injections et les preuves apportées par Winslow, Ruisch, Zinn; si je me rappelle que Fragonard, anatomiste attaché à l'école de médecine de Paris, conservait dans sa collection un cristallin injecté; si je me rappelle enfin à moi-même avoir vu l'artère centrale de la rétine pousser un rameau au milieu du corps vitré, et le diriger vers la capsule cristalloïde, je croirai que le cristallin se nourrit, comme toutes les autres parties, par le moyen d'un réseau vasculaire, et je rejetterai l'opinion de ceux qui pensent que sa nutrition n'est autre chose qu'une simple imbibition de l'humeur aqueuse dans laquelle il nage. Cette nutrition, d'une espèce toute nouvelle, serait donc une exception aux lois si constantes de la nature ; et comment maintenant s'accommoderait-elle avec les altérations diverses, avec les fontes purulentes du cristallin ? On objectera vainement que sur vingt dissections on ne parvient pas toujours une fois à démontrer des vaisseaux même sur la capsule : je répondrai qu'il suffit qu'on ait un seul fait bien constant en harmonie avec les lois ordinaires de la vie, pour en conclure que la nature ne s'en est jamais écartée.

Le cristallin dans le fœtus est rougeâtre, pellucide chez l'adulte; il commence vers l'âge de quarante ans à prendre une teinte jaune qui se

fonce de plus en plus, et qui, dans la vieillesse,
lui donne l'aspect d'un morceau de succin.

Le cristallin est enfermé dans un sac membraneux qui l'embrasse de toutes parts. Il nage au
milieu de l'eau qui distend cette poche pellucide. La capsule du cristallin (c'est ainsi qu'on
la nomme) est composée de deux portions,
l'une qui lui est propre et qui la forme essen-
tiellement; l'autre dépend de la membrane du
corps vitré, et lui est surajoutée. La capsule n'en-
voie intérieurement aucun prolongement au cristallin. En-dehors, elle est intimement unie à la
membrane hyaloïde dans sa partie antérieure ;
en-arrière, elle s'en sépare assez facilement ; et
dans sa circonférence elle en est éloignée d'une
demi-ligne environ, espace qui mesure le canal
godronné de Petit, dont nous parlerons tout-à-
l'heure.

Les anciens pensaient que la capsule cristalline
n'existait qu'en-avant ; mais l'opacité de la capsule
dans sa lame postérieure, après l'extraction du
cristallin, est une preuve de son existence, de
laquelle il est impossible d'arguer. Les modernes,
en convenant que la capsule était un sac entier
et sans ouverture, ont différé de sentiment sur la
nature de son tissu. Ferrein pensait que c'était
une continuation de la rétine; Winslow la re-

garde comme un prolongement de la tunique
vitrée ; et Morgagny a avancé qu'elle pouvait
être une expansion tendineuse des procès ciliaires.

La densité et l'épaisseur de la capsule est assez
considérable, sur-tout en-arrière. On ignore encore aujourd'hui à quelle classe de membrane
on doit la rapporter. Bichat, assimilant l'opacité
de la capsule aux taies de la cornée, a prétendu
que l'organisation de l'une et de l'autre était la
même. Cette observation était faite déjà par Haller.
Le calorique, les alkools, les acides, ont sur
l'une et l'autre les mêmes actions. Je n'ai, à
l'égard des vaisseaux de la capsule, rien à dire
que ce que j'ai déjà écrit en parlant du cristallin.
Je répète que j'ai vu un rameau artériel traverser
l'humeur vitrée, et se rendre à la face postérieure
de la capsule. J'ajouterai que Hovius, Petit,
Sabatier, Hunter, Winslow, confirment mon observation par leurs écrits ; et enfin, que le célèbre
Albinus met hors de doute ce point de litige, et
même avec le ton de la démonstration.

Entre la capsule et le cristallin on trouve une
humeur claire, limpide. Haller dit qu'elle est
très-peu abondante pendant la vie, mais qu'elle
augmente après la mort, lorsque la partie la plus
ténue du cristallin exude à travers ce corps devenu
poreux. Scarpa croit que cette humeur n'appar-

tient qu'aux grands animaux, et non point à l'homme; mais les expériences dont cette opinion s'appuie méritent peu de confiance. Sa quantité, sa nature, sont encore ignorées. Est-elle fournie par exhalation ? c'est ce que la physiologie actuelle n'a pu déterminer; on sait seulement qu'elle existe, et Morgagny est l'auteur de sa découverte.

Le cristallin sert à réfracter les rayons lumineux, et à les rapprocher de la perpendiculaire : nous ferons observer cependant qu'il est construit sur des principes opposés à ceux qui règlent la forme du verre objectif de nos lunettes, dont la face oculaire est plus convexe que l'autre, ce qui est le contraire dans le cristallin.

DE L'HUMEUR VITRÉE.

L'humeur aqueuse et le cristallin occupant antérieurement une petite portion de la cavité de l'œil, le *corps vitré* remplit exactement le reste. Le corps vitré, ainsi nommé parce qu'on l'a comparé à du verre fondu, est une humeur transparente, visqueuse, limpide, renfermée dans les cellules d'une membrane qu'on nomme *hyaloïde*. Ce corps ressemble par sa forme à une sphère dont on aurait enlevé le tiers antérieur, et sur laquelle on aurait creusé une loge pour placer le cristallin. Ses rapports sont faciles à dé-

terminer. En-arrière, il correspond à l'insertion
du nerf optique, à la rétine dans le reste de son
étendue, jusqu'à sa partie antérieure qui est en
contact avec les procès ciliaires et le cristallin. Sa
transparence, chez l'adulte, est parfaite. Un peu
jaunâtre chez le vieillard, le corps vitré est rouge
chez le fœtus. Son poids est évalué à cent grains;
sa consistance est molle. De-là le nom d'*humeur*
qu'on lui applique aussi souvent que celui de
corps.

La substance qui le compose est enfermée
dans une enveloppe mince, qui est nommée
hyaloïde, parce qu'elle ressemble au verre par
sa diaphanéité. Il reste, sur la disposition de cette
membrane, peu de choses à désirer depuis les
recherches de Riolan, de Petit et de Morgagny.
En l'exposant à la congélation, en la plongeant
dans les acides, on est parvenu à démontrer
qu'elle formait une multitude de cellules inégales, de forme conique, plus spacieuses dans
la région postérieure du corps vitré, que dans la
région antérieure. Ces cellules communiquent
toutes ensemble; car, si on en ouvre une seule,
on vuide entièrement la membrane de tout le
fluide qu'elle renferme. Quelques auteurs ont
avancé que la membrane hyaloïde, était formée
de deux lames. C'est sur-tout antérieurement

qu'elles sont manifestes; dans le centre et la partie
postérieure, la lame interne se replie en-dedans
pour former les cellules. En-devant, cette lame
descend derrière le cristallin, s'attache à sa capsule,
puis l'abandonne pour aller former d'autres cellules. En-arrière et en-bas, la lame externe appliquée sur la première, l'abandonne antérieurement
pour passer devant le cristallin , et s'attacher
comme elle à sa capsule; puis elle s'en sépare,
et achève enfin d'envelopper l'humeur vitrée. Il
résulte de cette disposition entre les deux lames
de l'hyaloïde et la capsule cristalline, un canal
de forme triangulaire, curviligne , dont la base
est appuyée sur le bord du cristallin , et formée
par sa capsule. Ce canal se nomme *canal godronné*, parce qu'il est séparé en loges et par des
brides qui représentent des festons pareils à ceux
qu'on nomme *godron*. On lui donne aussi le nom
de *canal de Petit*. C'est en effet à François Petit
qu'on en doit la première description. Il retient
l'air, et ne le transmet pas à la capsule du cristallin. On remarque les stries que laissent à sa surface les procès ciliaires. Il est rempli d'eau dans
l'état de vie; il est affaissé après la mort.

Les vaisseaux sont rares dans l'épaisseur du
corps vitré. On n'est pas même toujours assez
heureux pour les y découvrir. Albinus et Haller

les ont démontrés sur les yeux d'animaux de grande dimension ; ainsi l'analogie nous conduit à les admettre. Zinn et Winslow en ont observé également. Le premier prétend avoir vu une artériole pleine de sang, aller au cristallin à travers l'humeur vitrée. Walter croit aux veines de l'hyaloïde. On ne peut mettre en doute les vaisseaux exhalans, puisque l'humeur vitrée qui s'est échappée en petite quantité, se régénère ; et ce fait seul devrait faire supposer des vaisseaux sanguins, puisque les exhalans n'en sont que les extrémités.

Les vaisseaux lympathiques y existent. Il n'est pas besoin d'en donner d'autres preuves que l'absorbtion du cristallin déprimé.

La membrane hyaloïde reçoit-elle des nerfs ? la question est encore en litige. Lefebure prétend qu'elle est douloureuse ; qu'on éprouve un sentiment pénible quand elle se déchire ; il cite une observation dans laquelle on dit que l'hyaloïde coupée avec des ciseaux a fait éprouver une sensation très-vive au malade, et ensuite une inflammation grave qui amena la perte de l'œil.

Pour moi, j'ai vu un plomb de chasse séjourner dans l'humeur vitrée sans aucune douleur.

La membrane hyaloïde, me paraît devoir être rangée parmi les séreuses. Elle a en effet quel-

ques-uns de leurs caractères ; elle est transparente ; elle enveloppe l'humeur vitrée, qui est pour
ainsi dire le produit de son exhalation. En effet,
si cette humeur s'échappe en partie, elle se régénère au bout de quelque temps, et ce ne peut
être que par la voie des exhalans, car on n'a
démontré aucune glande ni aucun autre organe
qui pût la produire.

Le corps vitré donne au globe de l'œil le
volume nécessaire à l'exercice de ses fonctions ;
il distend la rétine, et la tient étendue sur la
choroïde. De cette manière, il lui donne une
étendue considérable, et agrandit le champ de
la vision. Il tient le cristallin à la distance convenable de cette membrane, et conserve aux rayons
lumineux le degré de convergence qu'ils ont
acquis en traversant cette lentille. Par son
moyen, la nature a donc mis dans l'acte de la
vision la dernière exactitude.

Par l'examen des membranes et des humeurs,
nous avons décrit les parties principales du globe
oculaire. Mais chacune d'elles reçoit du même
tronc, ou à-peu-près, des nerfs, des artères, des
veines, dont l'existence ne pouvait être indiquée
que sommairement, en examinant les membranes
et les humeurs en particulier.

Le globe est mu par un appareil musculaire,

dont la description ne pouvait se faire qu'après avoir fait connaître l'œil lui-même qui est l'objet de son action. C'est maintenant à ces parties accessoires qui s'unissent au globe, ou qui entrent dans sa structure intime, que nous allons donner notre attention.

DES MUSCLES DE L'ŒIL.

Le globe de l'œil n'est point immobile ; six muscles sont destinés à l'élever, à l'abaisser, à le porter en-dehors, en-dedans, à le diriger obliquement, en-haut et en-bas. Ces six muscles sont désignés d'après leur direction, par le nom de muscles droits, au nombre de quatre, et de muscles obliques au nombre de deux. Les quatre muscles droits sont distingués, d'après leur position, en supérieur, inférieur, interne, et externe. Les obliques, d'après leur étendue, en grand et petit.

MUSCLE DROIT SUPÉRIEUR.

Le *superbe* des anciens, le muscle *élévateur* de l'œil, d'après Bichat ; enfin, d'après le professeur Chaussier, le sur-optico-scléroticien. Il est implanté en arrière, entre le trou optique et le releveur de la paupière supérieure. Delà il gagne, dans une direction horizontale, la partie supérieure de l'œil, où il dégénère en une aponévrose mince qui unit ses fibres à celles de la membrane sclérotique.

MUSCLE DROIT INFÉRIEUR.

L'humble ou l'abaisseur. L'abaisseur de l'œil, suivant Bichat ; et, d'après M. Chaussier , le muscle sous-opti-sphéno-scléroticien. Il naît du tendon commun à l'adducteur et à l'abducteur, près de l'extrémité interne de la fente sphénoïdale. Il se termine en se continuant avec la partie inférieure de la sclérotique.

MUSCLE DROIT EXTERNE.

Le dédaigneux, l'abducteur de l'œil, suivant Bichat. et suivant Chaussier, orbito-extra-scléroticien. Ce muscle a deux insertions : 1°· le tendon commun indiqué au muscle précédent ; 2°· de courtes aponévroses au contour du trou optique. En-avant et en-dehors, il se confond avec la sclérotique.

MUSCLE DROIT INTERNE.

Le liseur, l'adducteur, suivant Bichat. Chaussier le nomme orbito-extra-scléroticien. Uni d'une part au tendon commun et à quelques petites aponévroses nées en - devant du trou optique, de-là il va gagner le côté interne de l'œil, où il se comporte comme le précédent.

MUSCLE GRAND ROTATEUR. MUSCLE GRAND OBLIQUE.

Il s'unit en-arrière à la partie interne et supérieure du trou optique ; puis il se porte jusqu'à l'apophyse orbitaire interne. Là, le muscle se change en un tendon grêle, qui se réfléchit dans un petit cartilage, lequel transforme en canal l'enfoncement qu'offre en cet endroit la région orbitaire du coronal.

En le fendant, on distingue très-bien la synoviale qui embrasse le tendon. Après s'être réfléchi, le *grand rotateur* passe entre l'œil et le muscle droit supérieur, puis se convertit en une aponévrose qui se fixe à la sclérotique.

MUSCLE PETIT ROTATEUR. PETIT OBLIQUE.

Grêle, plus court que le précédent, il naît par de courtes aponévroses de l'os maxillaire, en-bas, en-dehors de la goutière lacrymale ; puis, passant au-dessous de l'œil, il va s'unir à la sclérotique au-dessous du muscle droit externe.

La mobilité extrême de l'œil est en rapport avec la quantité de ses muscles.

Les quatre muscles droits lui impriment quatre

mouvemens simples, qui sont, *l'élévation*, *l'abais-sement*, *l'adduction*, *l'abduction*.

Tous les mouvemens intermédiaires à ceux-là sont exécutés par l'action combinée de ces mêmes muscles. Ainsi, par l'action du droit interne et du droit supérieur, l'œil exécute un mouvement intermédiaire entre l'élévation et l'adduction. Par l'action de l'abaisseur et du droit externe, le mouvement tient le milieu entre l'abaissement et l'abduction.

Par leur action successive, l'œil roule dans l'orbite, et parcourt une ligne de *circumduction*.

L'œil se meut sur son axe antéro-postérieur, en-dedans par l'action du muscle grand *rotateur*, et en-dehors par l'action du petit.

En vertu de cette extrême mobilité, l'œil jouit de la faculté de se conformer à la position, à la direction des objets, qui doivent se peindre dans son intérieur.

Outre cet avantage, qui tient immédiatement au besoin de se diriger vers les points d'où partent les impressions à recevoir, cette extrême mobilité le rend très-propre à exprimer par le geste nos besoins et nos sentimens.

C'est sur-tout dans les actes qui expriment l'humilité, la fierté, le commandement, l'indignation, la colère, que ce langage muet est employé;

parfois

parfois il suffit seul pour exprimer nos passions; plus souvent il s'unit au geste des membres et à l'expression de la voix.

L'œil est l'interprète des grandes passions; il décèle malgré nous l'étroite liaison entre l'ame et notre organisation. C'est delà que sont venus les noms de *sublime*, de *dédaigneux*, etc., que nous avons indiqués, et qu'on donnait autrefois aux muscles de l'œil. Les mouvemens de ces muscles, il est vrai, sont volontaires, et l'effet de l'œil dans cette circonstance peut n'être qu'une feinte; mais les yeux *scintillans* de la colère, les yeux *languissans* dans la tristesse, ne peuvent se simuler, de même que l'on peut froncer le sourcil, et prendre à volonté un air sévère, tandis que le rouge de la pudeur ou de la modestie ne vient point colorer le front de l'homme à son commandement.

DES VAISSEAUX DE L'ŒIL.

L'œil reçoit des vaisseaux artériels et veineux. Il existe chez lui des vaisseaux lymphatiques qui sont rendus sensibles, plus par l'exercice de leurs fonctions, que par une démonstration physique. Nous allons tracer l'origine, la marche et la terminaison, d'abord, des artères; ensuite nous passerons aux autres vaisseaux.

E

ARTÈRES.

Les artères de l'œil sont très-nombreuses ; les unes se distribuent aux parties accessoires, les autres au globe oculaire ; toutes viennent d'un tronc commun que nous nommons *artère ophtalmique*. Les premières ne seront qu'indiquées dans cet ouvrage ; nous donnerons aux autres toute notre attention.

Le tronc de l'artère *ophtalmique* naît au-dedans du crâne, de la courbure que forme la carotide interne derrière l'apophyse clinoïde antérieure. Aussitôt ce tronc s'engage dans un petit canal que lui offre la dure-mère ; il se place en-dehors et au-dessous du nerf optique, et pénètre avec lui dans l'orbite par le trou optique ; là, elle est placée entre le nerf et le muscle droit externe ; puis elle croise la direction du nerf, se dirige vers l'angle interne de l'œil, où elle se divise en deux branches qui se perdent en rameaux capillaires. Dans ce trajet, l'artère ophtalmique a donné :

1°. Au côté externe du nerf optique, *la branch lacrymale*, qui se dirige vers la glande du même nom, s'y ramifie, et va enfin disparaître dans l'é paisseur des paupières supérieures et inférieures

La branche centrale de la rétine. Elle naî quelquefois d'une ciliaire ; elle pénètre le ner

optique; elle entre dans le globe de l'œil avec lui,
et reparaît à la face interne de la rétine, divisée
en deux ou trois rameaux. Ceux-ci se subdivisent,
au point que Ruisch avait fait de leur réseau
une membrane particulière. Les subdivisions de
l'artère centrale se dessinent sur la membrane
hyaloïde jusqu'au corps ciliaire. Il est difficile de
s'assurer s'ils vont plus en avant. Zinn, Eustache,
Hebenstreit, prétendent les avoir suivis jusque
sur la membrane du cristallin. Ruisch, Albinus,
assurent que quelques rameaux traversent l'humeur vitrée dans son centre, et vont sur la face
postérieure du cristallin et de sa membrane.
L'excessive ténuité du vaisseau rend la recherche
de la vérité très-difficile : je dois dire, à l'appui
des auteurs que je viens de citer, que sur l'œil
d'un homme mort d'apoplexie, un de mes amis
m'a dit avoir vu distinctement le rameau qui traverse le corps vitré. Cependant il m'arrive tous les
jours, en déprimant le cristallin opaque et mou,
d'agiter avec lui et de brouiller l'humeur vitrée,
sans jamais occasionner d'épanchement de sang,
ni aucun autre accident. Les parois de ces
vaisseaux, si minces, résistent-elles en cédant ?
ou les observations citées par Albinus, par Ruisch,
et celle que je rappelle ici, sont-elles des faits
particuliers ?

2.° L'ophtalmique donne au-dessus du nerf optique , 1°. l'artère *sous-orbitaire*, destinée à pénétrer dans le muscle *droit supérieur* , dans l'élévateur de la *paupière* , et à se perdre sur la peau du front ; 2°. les branches *musculaires supérieures*, dont le nom indique assez la destination ; 3° . les branches *ciliaires* : celles-ci méritent une description exacte

Leur nombre varie de deux à six. Les unes environnent le nerf optique immédiatement ; les autres en sont un peu plus éloignées. Parvenues à la sclérotique, quelques-unes d'entr'elles s'anastomosent autour de l'insertion du nerf optique, et forment un petit cercle artériel ; après quoi, chacune d'elles se divise en plusieurs branches , de sorte que le nombre total des artérioles est de quinze à trente. On les distingue en *ciliaires longues* , et en *ciliaires postérieures*.

Les *ciliaires longues* , au nombre de deux , pour l'ordinaire un peu plus grosses que les autres , traversent la sclérotique , se portent entr'elle et la choroïde jusqu'au corps ciliaire. Là, chacune d'elles se divise à angle très-obtus en deux rameaux qui s'unissent à quelques branches des ciliaires postérieures, et forment avec elles un cercle artériel très - remarquable à la grande circonférence de l'iris. De ce cercle naissent

d'autres rameaux, qui, par une anastomose réci-
proque , forment un peu plus en - dedans un
second cercle plus petit. De celui-ci part un
nouvel ordre de ramuscules qui pénètrent jusqu'à la face antérieure de l'iris, et vont former un
troisième cercle artériel , dont l'ouverture pupillaire mesure le diamètre. Chez le fœtus , la membrane pupillaire reçoit ses vaisseaux de ce troisième cercle.

Les ciliaires postérieures. Ces branches traversent la sclérotique , se divisent en rameaux à angles
très-aigus , et se portent en-avant en s'approchant
de la face concave de la choroïde. Elles forment
là un réseau très-fin, composé d'aréoles quadrangulaires. Quelques branches se jettent dans le
grand cercle artériel de l'iris ; la plupart gagnent
les procès ciliaires, vers l'extrémité desquels elles
se recourbent et s'anastomosent ensemble.

Aux deux ordres de vaisseaux que nous venons
de décrire, il faut ajouter les *ciliaires antérieures.*
Ce sont des rameaux, au nombre de six ou douze,
qui proviennent des branches *sus-orbitaires* et
lacrymales. Ils pénètrent à travers la sclérotique ,
à deux lignes environ de son union avec la cornée,
et vont se jeter pour la plupart dans le grand
cercle artériel.

3°. En-dedans du nerf optique , l'artère oph-

talmique donne les branches *ethmoïdale*, *anté-*
rieure, *postérieure* ; les branches *palpébrale*,
antérieure et postérieure, qui se distribuent aux
parties accessoires du globe.

DES VEINES DE L'ŒIL.

Veine centrale de la rétine. Elle ne vient point
du tronc de l'ophtalmique, ainsi que l'ont pensé
plusieurs anatomistes. Haller, qui, le premier,
en a donné la description, nous apprend qu'elle
sort du sinus caverneux ; que de là elle passe
sous le tendon commun des muscles, et en chemin elle donne un bon nombre de filets aux
parties environnantes. Arrivée près de la sclérotique, elle pénètre dans sa substance, et se plaçant aux côtés de l'artère centrale, elle va se
diviser comme elle à la face concave de la rétine.
Ses ramifications, moins nombreuses que celles
de l'artère, sont aussi plus grosses, ce qui établit
la compensation.

Le tronc de la veine *ophtalmique* suit absolument l'artère dans sa marche et dans ses grandes
divisions, et ne sera donc pas le sujet d'une description particulière. Nous n'examinerons que les
plus petits rameaux, dont la disposition diffère
des artérioles auxquelles ils correspondent. Le

tronc de la veine ophtalmique fournit, près de l'insertion du nerf optique, quatre ou cinq rameaux qui se divisent chacun immédiatement en deux ou trois branches. De cette division résultent douze à quinze branches qui pénètrent à travers la sclérotique. Les premières, plus longues que les autres, sont tellement rapprochées, qu'on pourrait les comparer au jet d'une fontaine saillante dont les filets d'eau tomberaient à travers un crible. Ils environnent la choroïde. On leur donne le nom de veines *vorticales* majeures de *Stenon*.

Le reste des veinules est appelé vorticales mineures. Elles ne forment point, comme les précédentes, une courbe autour de la *choroïde*; elles se divisent en une espèce de branchage qui bifurque dans tous les sens.

Veines ciliaires longues. Ces veines naissent du tronc de l'ophtalmique et du rameau inférieur de la veine lacrymale. Elles percent la sclérotique, et vont jusqu'au corps *ciliaire*. Là elles se divisent en deux rameaux flexueux qui vont à la circonférence de l'iris, où ils se subdivisent de nouveau pour se perdre dans la substance de cette membrane.

Veines ciliaires antérieures. Ces veines sont en tout semblables pour leur marche aux artères de même nom.

Cette description doit faire oublier le cercle *veineux* de l'iris, auquel plus d'un moderne croit encore. Il est vrai que l'anatomie comparée a pu induire en erreur. Zinn, auquel nous avons emprunté cette description, avait lui-même trouvé sur le bœuf le cercle veineux; mais il savait que l'analogie était souvent trompeuse, et il ne se crut pas dispensé d'étudier l'œil de l'homme.

Les vaisseaux *lympathiques* suivent sans doute la direction des veines; mais leur ténuité ne permet, ni de les injecter, ni de les suivre au milieu des parties dures et sinueuses qui composent l'orbite.

DES NERFS.

Comme pour les artères, je ne donnerai mon attention qu'à ceux des nerfs qui sont liés intimement au globe oculaire. Je me bornerai à indiquer ceux qui sont destinés aux parties accessoires.

Nerf optique. Il naît, suivant beaucoup d'anatomistes, de ces corps volumineux qu'on nomme couches des nerfs optiques. Cependant, le peu de rapport qui existe entre le volume des uns et la ténuité des autres, a fait douter de la vérité d'une telle assertion.

Encouragé par cette première remarque, M. Gall a fait des recherches qui n'ont point été sans fruit. Il remarqua qu'elle ne donnait point naissance aux nerfs optiques, et il en donna la preuve matérielle. A la partie postérieure et inférieure de ces couches, dans le lieu où ces éminences font saillie à la base du cerveau, on voit les nerfs optiques larges, applatis, et seulement en contact avec la substance des couches du même nom. Seulement un petit corps jaunâtre, enté sur la substance grise de ces couches, les lie aux nerfs. Suivant Gall, ce petit corps fait l'office de ganglion, et renforce le nerf. Plus en-arrière, on voit enfin les nerfs optiques se diriger vers les tubercules quadrijumeaux, dans lesquels ils se perdent.

Cette dissection subtile a donc dépouillé les couches optiques de la prérogative de donner naissance aux nerfs du même nom ; mais en même temps, le docteur Gall a su reconnaître leur prééminence dans la structure cérébrale, et même leur usage, qui est selon lui, de contribuer à la formation des hémisphères, à la manière des *ganglions*.

Si l'origine des nerfs optiques a été un sujet de discussion, leur mode d'union au-devant de la fosse pituitaire, n'est pas un point moins liti-

gieux. Ce mode d'union est-il un simple contact ?
est-ce un entrecroisement ? ou le mélange des
substances pulpeuses dont les nerfs se composent
existe-t-il ? Il y aurait, en faveur de chaque opinion, des preuves assez fortes à fournir ? Dans
les poissons , les nerfs s'entrecroisent sans se
toucher. Dans le cheval , dans le chien , le chat,
l'ours , les nerfs s'entrecroisent évidemment en
passant l'un à travers l'autre.

Bichat a vu , un œil étant atrophié , le nerf
optique du même côté, rétréci, diminué de volume, jusqu'à sa réunion avec l'autre; mais au-
delà, tous deux présentaient une parfaite égalité.
Le professeur Acremann prétendit avoir trouvé
le nerf optique d'un œil , et la couche optique
du côté opposé, atrophiés en même temps que le
globe oculaire. Mais ce que nous avons dit à
l'égard de l'origine des nerfs, démontrerait la
fausseté de cette observation , si l'âpreté de ses
disputes avec Gall ne la décelait déjà assez.

On ne peut décoller les nerfs l'un de l'autre.
Leur séparation ne se fait jamais qu'aux dépens
de la substance médullaire; et, si cependant ils
s'entrecroisent, c'est le seul exemple dans l'économie animale, d'un semblable phénomène.

M. Gall pense mettre d'accord toutes les opinions, en disant que cette réunion est une véri-

table commissure opérée par une petite portion de substance intermédiaire. Il l'assimile ainsi à la réunion des deux hémisphères cérébraux par la grande commissure (*corps calleux*); les lobes du cervelet , les racines des nerfs olfactifs, en présentent de semblables; et dans les oiseaux, où la protubérance annulaire n'existe pas , la cinquième paire de nerfs fait voir une commissure évidente.

Au-delà de leur réunion , les nerfs s'écartent. Arrondis, durs, résistans, ils se portent obliquement vers les trous optiques. Jusques-là , les nerfs sont recouverts par la pie-mère et l'arachnoïde , excepté dans les points voisins de leur origine. Hors du crâne , ils se recourbent de manière à former avec leur portion crânienne un angle très-obtus; et , marchant dans la même direction, ils pénètrent dans le globe de l'œil. Du trou optique à la sclérotique , les nerfs sont enveloppés d'un canal fibreux que leur forme la dure-mère; enfin, après avoir traversé la membrane de l'œil , ils se terminent par une extrémité tronquée qui offre la couleur blanche qu'on observe par-tout dans les nerfs. C'est sur ce tubercule même que se trouve le point appelé *visuel* par les anciens. Chez ceux-ci , le nerf optique était la première paire nerveuse. C'est

par lui qu'ils commençaient à compter les paires
cérébrales, attendu que chez les animaux sur lesquels ils étudiaient l'anatomie, le nerf olfactif
est creux, et semble moins un nerf que la continuation du cerveau. Un examen plus exact de
l'anatomie des oiseaux, leur aurait prouvé que
dans ceux dont la vue est exquise, le nerf optique offrait aussi la conformation d'un tube
creux. Cette analogie entre la finesse des sens et
la forme du nerf optique, n'a point échappé à
Vicques-d'Azir, qui l'a notée dans un de ses mémoires sur l'anatomie comparée. Ne pourrait-on
pas dire aujourd'hui que le point *visuel*, chez
l'homme, est un rudiment de cette disposition
singulière que la nature accorde à certains animaux, et qu'elle nous refuse parce qu'elle ne
fait pas tous ses dons à la fois ?

Ganglion ophtalmique, lenticulaire. Le ganglion ophtalmique est remarquable par son existence constante, ce qui fait présumer que ses
fonctions sont importantes. Sa forme est variable;
cependant, il ressemble le plus ordinairement à
une losange régulière. Sa couleur est tantôt rougeâtre, tantôt grise. Il est placé sur le nerf
optique, à une très-petite distance de son entrée
dans l'orbite; il est au côté externe de ce nerf;
il est recouvert par la graisse molle et le nerf
droit externe de l'œil.

Des deux angles postérieurs du ganglion, partent deux branches que les anatomistes anciens, étrangers aux idées d'aujourd'hui sur les ganglions, appelaient les racines du ganglion lenticulaire.

Nous pensons au contraire, que ce sont de petites branches par lesquelles ce centre nerveux se met en rapport avec les autres portions du système cérébral. La première branche, longue de quatre lignes, se porte à la branche nasale de l'ophtalmique de Willis ; c'était la longue racine. L'autre, plus courte, très-grosse, après un trajet d'une demi-ligne, se perd dans la branche inférieure du nerf moteur commun.

Des deux angles antérieurs du ganglion, il part deux faisceaux de nerfs très-déliés qui se dirigent le long du nerf optique vers la sclérotique. Ils pénètrent à travers cette membrane avec les artères ciliaires, et se portent jusqu'au cercle de même nom ; là, ils traversent ce cercle. Mais ne pourrait-on observer avec soin s'ils ne font que traverser ce cercle, ou s'ils se perdent dans sa substance ? Ce serait alors le moyen d'examiner l'assertion de plusieurs auteurs qui ont regardé ce cercle comme nerveux. Nous avons déjà parlé de cette opinion. Quoi qu'il en soit, les nerfs qui se rendent à ce cercle, ou des nerfs nouveaux émanés de sa substance, vont se perdre sur l'iris, et forment ces stries blanches qu'on rend sensibles par la macération.

Nerf moteur commun. Il naît de la protubérance annulaire, et se distribue au releveur de la paupière, au muscle droit supérieur, inférieur, interne, et au petit oblique. Il reçoit une branche du ganglion lenticulaire.

Nerf moteur externe. Il est lié par un rameau de communication avec le premier ganglion cervical. Il se distribue au muscle *moteur externe.*

Le pathétique. Il se distribue au muscle grand oblique de l'œil. Il est remarquable en ce que, de la moelle alongée d'où il prend naissance, jusqu'au muscle où il se perd, il ne donne ni ne reçoit aucun rameau.

La branche *ophtalmique* des trijumeaux se distribue à la glande lacrymale, au front, à la poulie cartilagineuse, aux cellules ethmoïdales. Elle reçoit un rameau du ganglion lenticulaire. Elle fournit quelques rameaux ciliaires.

MÉCANISME DE LA VISION.

Nous avons examiné l'organe de la vue ; mais notre tâche serait incomplette si nous ne tracions point la marche de la lumière à travers l'espace qui sépare notre œil des objets environnans ; la modification que les rayons éprouvent dans leur passage à travers la cornée, les humeurs et le cristallin; et, enfin, l'impression qu'ils déterminent sur la rétine.

Si le mécanisme de la vision était négligé dans cet ouvrage, nous craindrions que nos lecteurs ne pussent aisément comprendre les causes qui neutralisent les fonctions de l'œil, et privent l'homme de la clarté du jour.

La lumière est généralement répandue dans l'espace; elle a sa source dans les astres, et son action embrasse la sphère entière de l'univers. Deux opinions sur sa nature partagent encore aujourd'hui les plus grandes autorités. Suivant Descartes, c'est une matière subtile répandue généralement, et à laquelle le corps lumineux imprime une agitation qui se transmet ensuite de proche en proche, comme les vibrations d'un corps sonore.

Newton pense au contraire qu'elle est une émission des corps lumineux, du soleil et des étoiles fixes, qui la répandent sans cesse, et sans jamais s'épuiser par cette continuelle effusion.

Les objections qu'on a faites à l'hypothèse de Newton n'ont pas, à beaucoup près, la même force que celles par lesquelles on a combattu l'opinion de Descartes. Aussi on l'a adoptée, sans la regarder comme entiérement démontrée, mais parce qu'elle conduit à une explication heureuse des phénomènes et de la marche des rayons lumineux.

La lumière marche si rapidement, qu'on a cru long-temps que son mouvement était instantanée. Roemer et Cassini découvrirent enfin la mesure de ce mouvement, dont la vîtesse est telle, que la lumière parcourt soixante et dix millions de lieues dans l'espace de seize minutes. Lorsque la lumière rencontre dans sa marche un corps diaphane, qui lui donne accès dans son intérieur, elle subit une espèce de déviation dont nous allons donner les lois.

Les corps que la lumière traverse se nomment *milieux*. Ainsi, l'air atmosphérique, les humeurs de l'œil, sont des milieux de densité différente, que les rayons lumineux traversent. Si la lumière parcourait sa route dans le vuide, sa direction serait parfaitement droite. Si elle tombe perpendiculairement, elle n'éprouve aucune déviation; mais si elle tombe dans une direction oblique à la surface du milieu, le rayon se détourne de sa route, en sorte qu'il paraît rompu au point d'immersion.

On nomme angle d'incidence celui que fait le rayon incident avec une perpendiculaire menée à la surface du milieu.

On nomme angle de réfraction celui que fait le rayon rompu avec la même perpendiculaire prolongée dans l'intérieur du milieu.

Si la lumière passe d'un milieu plus rare dans un milieu plus dense, le rayon se rapproche de la perpendiculaire.

Dans le cas contraire, il s'en éloigne.

La lumière, passant à travers un prisme, se décompose en sept couleurs primitives, qui sont le rouge, l'orangé, le jaune, le vert, le bleu, le pourpre, et le violet. Tous les corps de la nature peuvent être considérés comme des prismes qui analysent les rayons, absorbent les uns et rejettent les autres. Les corps blancs réfléchissent tous les rayons ; c'est pourquoi ils ont cet aspect éblouissant, qui se rapproche de la lumière elle-même. Les corps noirs absorbent la lumière entièrement; aussi, cette complette absorbtion est-elle l'image de la nuit et de l'absence de toute clarté. Les autres corps qui admettent tel rayon, et qui repoussent tel autre, nous paraissent bleus, verts, rouges, etc.

La vision a lieu par l'action de la lumière qui frappe nos yeux. La lumière qui tombe sur le miroir de l'œil, c'est-à-dire sur la cornée, est la seule qui serve à la vision. Celle qui frappe la sclérotique est entièrement perdue. Une portion

F

de celle qui traverse la cornée, est encore réfléchie par l'iris ; de sorte qu'il ne pénètre au fond de l'œil que celle qui franchit la pupille. De tous les points d'un objet qui se présente à l'œil, il part des rayons qui divergent dans tous les sens, et qui forment une pyramide lumineuse, dont le sommet est sur l'objet, et la base sur la cornée. Les rayons centraux de ce faisceau de lumière traversent l'humeur aqueuse, le cristallin, l'humeur vitrée, sans éprouver aucune réfraction. Les rayons latéraux se conduisent autrement. Par la force réfringente de la cornée et des humeurs de l'œil, ces rayons d'abord divergens se rapprochent de la perpendiculaire, et forment ainsi une nouvelle pyramide, dont la base appuie sur la cornée et le sommet sur la rétine. Il y a donc deux pyramides adossées l'une à l'autre par leur base; l'une entre l'objet et la cornée, l'autre entre la cornée et la rétine. La première se nomme pyramide objectile, et la seconde, pyramide oculaire.

Les deux pyramides que nous venons de décrire ne peuvent que tracer un point, et même un point central de l'objet qui est en vue; chaque autre point du même objet projette une semblable pyramide sur la cornée. Prenons, pour faire mieux comprendre le mécanisme visuel, les deux points extrêmes de l'objet. La pyramide lumi-

neuse qui part de la partie supérieure, tombera
obliquement sur la cornée de haut en-bas ; et les
rayons qui vont traverser cet organe en conver-
geant l'un vers l'autre , formeront une nouvelle
pyramide dont la base sera sur la cornée , et le
sommet sur la partie inférieure de la rétine; c'est-
à-dire que l'axe de cette nouvelle pyramide oculaire fera avec l'axe de la pyramide objectile un
angle plus ou moins ouvert ; angle qu'on nomme
de réfraction, et qui est en rapport avec deux
causes, 1º. l'angle d'incidence ; 2º. la force re-
fringente du milieu. La pyramide lumineuse qui
part de l'extrémité inférieure de l'objet, va s'appuyer de même sur la cornée ; et la pyramide
oculaire qui lui correspond va diriger son sommet
sur la partie supérieure de la rétine.

D'après cette explication, il résulte que l'image
de l'objet doit être peinte renversée sur la rétine,
puisque l'extrémité inférieure se dessine sur la
région la plus élevée de cette membrane, et que
l'autre extrémité se peint sur la plus basse.

Cette opinion acquiert un nouveau degré de
certitude par l'expérience suivante. En prenant
l'œil d'un bœuf tué récemment, en le dépouillant
par-derrière de sa sclérotique ; si on le place dans
l'ouverture faite au volet d'une chambre obscure,
de manière que la cornée soit en-dehors, on verra

à travers la membrane transparente de la partie opposée, les images renversées des objets extérieurs.

Dès que les rayons lumineux ont touché la rétine, cette impression est transmise au cerveau par l'intermédiaire du nerf optique, et la fonction est accomplie. Mais comment se fait le transport de cette légère impression ? le fluide lumineux va-t-il lui-même à l'organe cérébral ? met-il en jeu un fluide nerveux ? ou fait-il vibrer le nerf optique ? Toutes ces futilités n'ont que trop long-temps entretenu de vaines et inutiles discussions. Cessons enfin d'agiter une question que l'homme n'est point fait pour résoudre, et qui, si elle pouvait être résolue, ajouterait un phénomène de plus à la science, sans rien faire pour la solution du problême.

Conditions nécessaires à l'exactitude de la vision.

Il faut premièrement que la rétine soit dans un mode convenable de vitalité. Trop sensible, cette membrane se refuse à l'influence de la lumière du jour ; c'est pour elle un stimulant trop fort. L'iris se ferme pour la garantir, et ne s'ouvre plus qu'à la douce et faible lumière du soir ; il en résulte alors une maladie qu'on nomme nyctalopie. Si la sensibilité de la rétine est trop faible, alors, la lumière du soir n'a plus sur elle aucune influence; elle ne répond plus au stimulant de la lumière artificielle. Il faut celle du jour même pour mettre en jeu son action. Aussi, dès que le soleil quitte l'horizon, l'individu est frappé de cécité. Si la rétine est paralysée, alors la cécité est complette : c'est ce qu'on nomme *goutte sereine* ou *amaurose*.

Secondement, il faut que les humeurs de l'œil soient transparentes. Si le cristallin ou sa capsule devient opaque, alors la lumière ne peut plus le traverser. L'œil n'est plus un instrument de dioptrique; il réfléchit la lumière, au lieu de se laisser pénétrer. Cette maladie se nomme *cataracte*. Nous avons substitué à ce nom, qui atteste l'ignorance des anciens écrivains, le nom plus rationnel d'*opacité cristalline* et *capsulaire*.

Il faut que les humeurs ne soient ni trop denses, ni trop rares.

Trop denses, les humeurs rapprochent trop les rayons de la perpendiculaire, et le sommet de la pyramide ne tombe plus sur la rétine; de là il résulte un trouble dans la vision pour les objets les plus éloignés ; car l'angle que font avec leur axe les rayons latéraux des pyramides objectiles, étant pour ceux-ci moins ouvert, la pyramide oculaire qui leur correspond devient bien plus courte. Les objets situés très-près sont, par une raison inverse, les seuls qu'on puisse bien apercevoir. Ce défaut dans la vision se nomme myopie. La trop grande convexité du cristallin, de la cornée, augmentant la force de réfraction, donne lieu au même vice, par une raison bien simple : l'applatissement du cristallin, de la cornée, la rareté des humeurs aqueuse et vitrée, occasionnant un défaut de refringence, ne réunirait pas les rayons de la pyramide oculaire; de sorte que ces rayons tombent épars sur la rétine, et occasionnent un trouble visuel pour les objets très-rapprochés : c'est ce qu'on nomme presbytie. Quant aux objets très-éloignés, comme les rayons de leur pyramide oculaire forment avec son axe un angle moins ouvert, il en résulte que la force réfringente la plus faible suffit toujours pour les réunir, et rendre la vision exacte. Enfin l'iris doit être mobile, et toujours en harmonie parfaite avec la sensibilité de la rétine; sans cela, il pénétrerait dans l'œil une trop grande ou trop petite quantité de lumière, et la vue ne s'exécuterait qu'imparfaitement.

USAGE DE LA VUE.

La vue nous fait jouir du spectacle pompeux de la nature entière; elle nous donne la connaissance des couleurs , de la grandeur et des formes des objets. Elle nous fait connaître également les distances et le mouvement ; mais ce sens n'est pas toujours exact , et il a besoin du secours des autres sens pour rectifier ses jugemens.

Dans la connaissance des couleurs, l'œil est le seul organe qui puisse nous servir ; ni le tact, ni le goût, ni l'ouïe, ne peuvent nous donner le moindre document à cet égard. L'œil nous trompe quelquefois sur les dimensions, les formes ; ainsi , un arbre au loin ne nous paraît pas plus grand qu'un buisson ; une tour carrée paraît ronde ; une voiture en mouvement, à une grande distance, nous paraît immobile ; et ce n'est qu'en comparant ses rapports avec les objets voisins, que nous sommes assurés qu'elle se meut. Le sens de la vue a donc besoin du raisonnement, du tact , pour rectifier ses erreurs. L'aveugle de Cheselden, si nous en croyons l'histoire de la chirurgie à cet égard , et tous ceux que j'ai guéris de la cécité congéniale ou survenue dans les premiers jours de la vie, voyaient tous les objets sur un même plan ; ils ne savaient distinguer aucune distance , jusqu'à ce qu'enfin l'étude eût porté ce sens à sa perfection.

Mais c'est sur-tout au milieu des plaines de

sable, ou sur la vaste étendue des mers, lorsque
l'œil manque de point de comparaison, que cet
organe est sujet aux erreurs les plus singulières.

Souvent tout l'équipage d'un vaisseau, conduit
par un mirage trompeur, poursuivait sur les flots
un port, une ville imaginaire; nos guerriers, dans
la célèbre campagne d'Egypte, ont plus d'une
fois cherché à se désaltérer dans un fleuve chi-
mérique; et ils abandonnaient enfin cette onde
fugitive, après l'avoir poursuivie plusieurs lieues
dans le désert, semblables à ce héros fabuleux
de l'illustre Fénélon, qui croyait embrasser les
rochers de sa chère Itaque, quand il entrait à
pleines voiles dans le port de Salente.

DE L'ALTÉRATION DU CRISTALLIN

ET DE SES ANNEXES;

Et de la Dépression mise en parallèle avec les autres Méthodes opératoires proposées jusqu'à ce jour pour en obtenir la guérison ; suivies de quelques Réflexions sur les anciens préjugés, et de plusieurs Observations-pratiques.

AVANT-PROPOS.

Les maladies qui affectent l'organe de la vue ont fixé particuliérement l'attention des hommes voués à l'art de guérir. Dans le nombre de ces affections, la *Cataracte*, dépendante de l'opacité du cristallin et de ses annexes, a fourni matière à de nombreux écrits ; et les moyens de détruire la cécité qui en résulte, ont été l'objet des plus sérieuses méditations. Tous les auteurs qui ont traité *ex professo* des maladies des yeux, se sont attachés à dire des choses nouvelles, plutôt que des choses vraies ; delà le grand nombre de moyens curatifs tour-à-tour proposés, adoptés, et abandonnés ; delà ces éternelles discussions

entre les opérateurs, sans pouvoir décider quelle
méthode, quel procédé offrait le plus de garantie
pour l'exécution et pour le succès. C'est donc à
l'expérience et à l'observation impartiale à fixer
notre choix.

Depuis vingt ans je pratique la chirurgie et médecine oculaire ; riche de nombreuses observations
recueillies dans les contrées que j'ai parcourues,
je viens révéler les avantages, les inconvéniens, les
succès, les revers de chaque méthode. Mon but est
de signaler l'excellence de la *Dépression* ; et si je
parviens à lui gagner une approbation générale,
je croirai avoir bien mérité de l'humanité (*).
Sans faire étalage d'une vaine érudition, sans

(*) Dans toutes les villes où j'ai exercé mon art , j'ai invité les
principaux médecins et chirurgiens à assister à mes opérations.
Je me suis fait un devoir de leur exposer mes procédés dans tous
leurs détails ; et les succès obtenus sous leurs yeux en ont ramené
plusieurs à la méthode de la dépression , qu'ils avaient aban-
donnée , ou qu'ils n'avaient jamais pratiquée.

Lettre du docteur Léveillé à M. le docteur Lusardi.

Monsieur ,

J'ai reçu la lettre et le mémoire que vous m'avez fait l'honneur
de m'adresser, et dont j'avais été prévenu par le professeur Scarpa.
J'ai vu avec beaucoup de satisfaction l'objet de votre dissertation ,
qui m'a tant occupé il y a neuf à dix ans. Vos succès dans l'opération de la cataracte assurent de plus en plus l'excellence d'un procédé que j'ai, le premier , fait connaître à Paris, et qui est aujour-
d'hui presque universellement adopté par nos plus habiles chirur-

fouiller dans les fastes de l'art de guérir, pour rapporter ici tout ce qu'ont dit sur cette maladie les auteurs de tous les âges et de tous les pays, je me bornerai à la simple exposition des faits qui servent de base à mon opinion; je dirai que tous les chirurgiens illustres, dont les noms font autorité, pratiquent exclusivement la méthode que j'ai adoptée, et en obtiennent les plus grands, les plus heureux résultats. *Pott*, *Bell*, en Angleterre; *Callisen*, en Dannemarck; *Schmit*, *Boër*, à Vienne; à Paris, MM. *Dubois*, *Dupuytren*, et la majeure partie des professeurs dont s'honore la faculté de médecine de cette capitale, ont apprécié les avantages de la *dépression*, sur-tout

---

giens à l'Hôtel-Dieu de Paris, et par le professeur Dubois à la faculté de médecine. Ce n'est pas sans peine que, dans notre pays, on est parvenu à démontrer la supériorité bien marquée du déplacement du cristallin sur l'extraction. Enfin, on en est venu à bout : nous pouvons nous flatter d'avoir remporté une grande victoire. Vos talens et votre habileté dans cette partie de la chirurgie, qui fait votre unique occupation, nous assurent un jour de nouvelles connaissances à ajouter à celles que nous possédons déjà; et j'ose me flatter que les espérances que je conçois ne seront pas déçues, et que vous ferez beaucoup dans une partie où il y a encore à travailler utilement.

Recevez, Monsieur, l'assurance de mon respect,

LÉVEILLÉ, D.-M. P.

Paris, ce 21 juillet 1811.

depuis la publication de l'ouvrage de *Scarpa* (*),
et d'après les rapports de plusieurs chirurgiens de
l'armée d'Italie, témoins oculaires des brillans
succès de l'illustre professeur de Pavie, dont ils
suivirent pendant quelque temps les savantes
leçons. Au reste, qu'est-il besoin d'appuis étrangers, quand il est possible de démontrer jusqu'à

(*) J'ai dédié dans un autre temps ma thèse inaugurale au
célèbre Scarpa; aujourd'hui je saisis encore avidement l'occasion
de lui donner un témoignage public de ma vénération pour ses
talens, et de ma reconnaissance : car, si j'ai obtenu quelques succès
dans cette partie de l'art de guérir, c'est à ce savant professeur
que j'en suis redevable. Au reste, mon Livre, qui a pour but de
préconiser la *dépression,* dont le perfectionnement est dû à ce
grand homme, n'est-il pas, d'un bout à l'autre, un hommage
rendu à son génie ?

Lettre du Docteur Scarpa.

Gentilissimo Signore,

Io la ringrazia infinitamente per l'onore che mi ha fatto di dedi-
carmi la sua memoria sulla cataratta, che ho letto con molto
piacere. Non posso che dire assai bene di questo scritto, poichè
egli è del tutto conforme ai miei principj, ed a quanto ho publicato
sù questo argomento. Il mio giudicio perciò non può essere di
molto valore, perchè sono parte interessata. Certa cosa è, che in-
nerente da molti anni ai principj da me stabiliti, non ho mai avuto
motivo di pentirmene. I miei allievi in molto numero sono feli-
cissimi nelle loro operazioni di cataratta per depressione, facendo
uso del mio ago, non trovando ostacolo nella cataratta *membranosa,*
caseusa, e *latticinosa,* per quindi dare la preferenza all'estrazione.
Osservo che anche in Francia ed in Germania parecchi frà i più
celebri chirurgi hanno addotato la mia massima. A prima vista
ripugna quel far passare nella camera anteriore i rimasugli di cassula ; ed a chi manca la sperienza pare di non dovere mettere

l'évidence que cette opération peut se faire facilement et sans le secours d'aucun aide , avec une
seule aiguille , une main sûre , et d'exactes connaissances sur la structure de l'œil, connaissances
indispensables à celui qui veut se livrer à la pratique de ces opérations ? Je n'entreprendrai point
de décrire ici une multitude d'instrumens plus

---

fiduccia nello assorbimento , come altresi di potere replicare due
o tre volte l'operazione della depressione della cataratta sullo stesso
occhio , sembra cosa di molto pericolo e da non tentarsi. Ma
l'osservazione mostra il contrario, ed i fatti da lei riportati confer-
mano sempre più quanto sù di ciò io ho asserito; la quale cosa mi
ha fatto grand piacere, e mi dà la lusinga che d'ora in avante queste
di lei osservazioni fisserano maggiormente l'attenzione e la norma
degli oculisti fuori d'Italia, imperciocchè egli è inutile il farsi
illuzione , poichè questi due vantaggj in occazione di cataratta
dalla nascita , ovvero *membranosa secondaria* , non si possono
ottenere senza gran rischio dalla estrazione. Qualunque volta
dopo l'estrazione il chirurgo è obligato a portare delle pinzette
nella camera posteriore, per tirare fuori la cassula, o non riesce
di farlo che a più riprese ; o , se riesce, è ben raro che non succe-
dano sintomi gravi e la perdita della vista.

La di lei memoria farà molto piacere al Signore Leveillé , tra-
duttore della mia opera su i mali d'occhj ; farà al medesimo cosa
grata, se ne farà avere un esemplare. Egli dimora à Parigi , *rue
Neuve-des-Petits-Champs* , N°. 50.

Le rinuovo i miei ringraziamenti per il dono fattomi, e per le
gentili espressioni che ha voluto usare nella di lei lettera a mio
riguardo.

Sono con pienezza di stima ,

Dev. ob°. serv°.

A. SCARPA.

Pavia, 24 maggio 1811.

ou moins compliqués, qui annoncent tous beaucoup de talent et d'imagination dans leurs auteurs;
il me suffit de faire remarquer que cette force
mécanique aveugle étant toujours la même ,
ne peut obéir comme la main de l'opérateur
aux circonstances imprévues. Cette description ,
d'ailleurs , m'éloignerait du but que je me suis
proposé.

Opinion des Anciens sur la nature et le siége
de la CATARACTE.

Plusieurs médecins de l'antiquité ont décrit
avec assez d'exactitude les phénomènes de la
cataracte; ils nous ont même indiqué des moyens
curatifs qui paraissent leur avoir quelquefois
réussi. Mais tous se sont trompés sur la nature
et le siége de l'opacité. Hippocrate, qui l'appelait
glaucosis , et la plupart des auteurs grecs, qui
lui donnent le nom d'*Hypochyma* , crurent
qu'elle consistait dans la formation d'une pellicule opaque entre la pupille et le cristallin ,
de manière à empêcher la lumière de parvenir
jusqu'à ce corps , qu'ils regardaient comme l'organe immédiat de la vue. Les Latins et les Arabes
n'en eurent pas une plus juste idée. Ils suposèrent
qu'il se faisait dans l'œil une fluxion d'un liquide
visqueux provenant du cerveau ; que ce liquide,

venant à se mêler avec l'humeur aqueuse, s'y condensait sous forme de membrane, et formait cette espèce de toile opaque qu'ils apercevaient derrière la pupille. C'est d'après cette fausse théorie, qu'ils ont donné à l'opacité du cristallin les noms de *cataracta*, *gutta*, *suffusio*, *aqua*, *gutta obscura*, *caliginosa*, et une multitude d'autres, suivant l'époque à laquelle ils l'examinaient. Ainsi, son début fut appelé *imaginatio*, parce que le malade croit voir voltiger des objets qui n'existent pas réellement. Ils nommèrent *gutta*, *aqua*, *suffusio*, l'opacité plus avancée, et lorsqu'elle commence à troubler la transparence de la pupille. Enfin, le dernier période de la maladie a été désigné par les noms de *gutta obscura*, *caliginosa*, parce que la perte de la vue est presque complette. Ceux de *gutta flava*, *glauca*, furent réservés aux opacités qui se montraient sous les couleurs vertes, jaunes, etc.

Cette ancienne théorie de la cataracte subsista jusqu'au 18me. siècle, quoique long-temps avant cette époque l'on connût des moyens sûrs de guérir cette affection ; et l'on est même étonné que les diverses méthodes opératoires proposées et mises en pratique par les anciens chirurgiens grecs et arabes, n'aient point éclairé nos aïeux sur la nature du mal ; et que *Celse*, qui a si bien décrit l'opération convenable dans ces cas, ait pu partager l'erreur de ses contemporains : mais, pour peu qu'on réfléchisse, on trouvera bientôt la cause de leur ignorance dans l'impossibilité où ils étaient de disséquer des cadavres humains, et de se livrer à l'étude de l'anatomie pathologique (*).

Ce fut vers le 17me. siècle que des hommes célèbres, et entr'autres *Kepler*, *Plempius*, *Diemerbroëck*, démontrèrent que le cristallin n'était point l'organe immédiat de la vue ; que seulement il était destiné à réfracter les rayons lumineux dirigés vers la rétine, qu'ils regardaient comme l'organe essentiel de la vision. Plusieurs médecins-physiciens voulurent aussi, au milieu de ce siècle, établir le même principe, et dirent que le cristallin, loin d'être le siège de la vue, devenait celui de la cécité par la perte de sa transparence. Mais les chirurgiens d'alors, se refusant à l'évidence, ne voulurent point renoncer à leurs anciennes erreurs pour une opinion nouvelle, que la vérité même ne put faire triompher.

Opinion des Modernes

Il était réservé aux chirurgiens du dix-huitième siècle de dissiper les ténèbres de l'erreur : ce fut

---

(*) On peut consulter à cet égard le savant ouvrage que le docteur Guillé a publié récemment sur l'opacité du cristallin.

l'ouvrage de Brisseau, Maître-Jean, Albinus, Heister, *etc.* Pénétrés de la doctrine de leurs prédécesseurs, ces chirurgiens s'élevèrent avec force contre l'ancienne opinion, et la combattirent avec avantage. Brisseau, dans un mémoire qu'il présenta à l'académie des sciences en 1705, prouva, par des faits et des raisonnemens positifs, que la cataracte consistait dans l'opacité du cristallin, et que celui-ci n'était point le siège de la vue. L'académie regarda cette assertion comme un paradoxe, et chargea trois de ses membres, MM. Delahyre, Mery et Lytre, de la combattre, en faisant l'apologie des idées déjà reçues. On discuta longuement sur la nécessité du verre lenticulaire après l'opération, dont Brisseau cherchait à étayer son opinion. Il disait, avec raison, que si l'on ne faisait qu'enlever une pellicule de dessus le cristallin, ce corps, remplissant après l'opération les mêmes fonctions qu'avant la formation de la cataracte ; le malade pourrait voir comme auparavant et sans le secours de ce verre, tandis que la dépression du cristallin en explique facilement la nécessité, puisque ce verre remplit au-dehors les fonctions que le cristallin transparent était destiné à remplir au-dedans. En vain l'on objecta que le verre lenticulaire n'avait pour usage que de rémédier à un

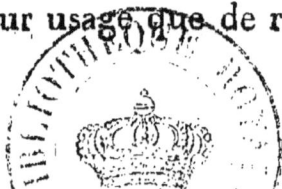

G

trouble de l'humeur aqueuse, et que des malades avaient vu très-distinctement sans lunettes après l'opération ; l'opinion de Brisseau résista à toutes ces objections, et prévalut enfin. Bientôt Maître-Jean annonce les mêmes découvertes, et rapporte qu'en abaissant une cataracte il fit passer involontairement dans la chambre antérieure la moitié environ d'un cristallin opaque. Le même auteur, quelque temps après, dit avoir disséqué le cadavre d'un homme qui avait récupéré la faculté de voir par l'opération de la cataracte, où il avait trouvé les deux cristallins placés à la partie inférieure de l'œil, entre le corps vitré et la membrane iris ; d'où il conclut que le déplacement du cristallin ne pouvant entraîner la perte de la vue, ce corps n'en était point l'organe essentiel. Ces faits d'anatomie pathologique, et les nombreuses observations rapportées par Heister, Albinus, et autres, achevèrent de convaincre les ennemis acharnés d'une doctrine nouvelle qui devait être bientôt généralement adoptée.

Cependant Lytre présenta à l'académie royale les yeux d'un homme privé de la vue les 24 dernières années de sa vie : ils présentaient une pellicule très-fine recouvrant la partie antérieure du cristallin. Mais Morand et Lapeyronie présentèrent aussi à l'académie des cataractes mem-

braneuses , et démontrèrent qu'elles étaient le
résultat de la perte de transparence de la capsule
cristalloïde. Il résulte donc de ce que je viens
de dire, que l'on peut définir la cataracte, *Opa-*
cité du cristallin et de ses annexes; opacité qui,
en s'opposant au passage des rayons lumineux
par l'ouverture pupillaire , trouble la vue , et
souvent amène la cécité.

DIFFÉRENTES ESPÈCES D'OPACITÉS.

Elles offrent un grand nombre de variétés, qui
tiennent à la nature de leurs causes. J'en ferai
dans cet ouvrage deux divisions. Celles qui con-
sistent dans la perte de transparence du cristallin
sans que la capsule participe à l'altération ; et
celles où la capsule et le cristallin ont en même
temps perdu leur diaphanéité. J'appellerai la
première *Opacité cristalline* , et la seconde ,
Opacité capsulaire.

OPACITÉ CRISTALLINE.

L'opacité cristalline sera subdivisée en *opacité*
cristalline molle , et en *opacité cristalline solide*.
Tous les cristallins opaques, dont la consistance
est moindre que celle des cristallins ordinaires
non altérés, rentrent dans cette première division.
Ce sont ceux qui, tout-à-fait fluides, s'épanchent

dans l'humeur aqueuse dès qu'on ouvre la capsule, semblables à quelques gouttes d'acétate de plomb jetées dans l'eau ; et ceux dont la consistance, analogue à celle du fromage mou, se divise sous l'instrument qui tend à les déprimer ou les extraire. L'opacité cristalline molle, qui se remarque le plus souvent chez les jeunes sujets, provient ordinairement de causes externes ou accidentelles, et paraît être le résultat de la dégénérescence du cristallin.

La seconde subdivision comprend toutes les opacités où le cristallin a acquis plus de consistance que dans l'état sain, et auxquelles les auteurs ont donné les noms de cataractes *plâtreuses*, *osseuses*, *cornées*, *pierreuses*, etc.

OPACITÉ CAPSULAIRE.

L'opacité capsulaire peut être primitive ou secondaire. La première consiste dans l'obscurcissement simultanée de la capsule et du cristallin. La seconde survient ordinairement à la suite de l'opération ; et c'est lorsqu'après la dépression ou l'extraction du cristallin on a négligé de déprimer ou extraire la capsule, circonstance dans laquelle se perd toujours sa transparence.

Guerin, de Lyon, et tout récemment M. Bonnet,

chirurgien en chef de l'hôpital de Clermont-
Ferrand, ont parlé d'une autre espèce d'opacité
produite par l'épaississement de l'humeur de Morgagny. Wenzel dit aussi en avoir vu plusieurs. Je
ne doute point de ce qu'ont avancé ces auteurs,
quoique dans le cours d'une longue pratique,
et après avoir opéré plusieurs centaines d'individus (*), je n'aie jamais trouvé l'occasion de
vérifier leur assertion. Je ne suis pas non plus
de l'avis de Wenzel, qui prétend que sur cent
opacités, à peine s'en trouve-t-il deux membraneuses. Je pourrais prouver que la moitié au
moins sont capsulaires primitives ; et il m'est
souvent arrivé d'en faire observer aux personnes
de l'art qui assistaient à mes opérations. Je ne
parlerai pas des différences qu'elles présentent
par rapport à leur volume, à leur couleur, etc.,
parce qu'elles ne sont souvent appréciables que
pendant l'opération.

CAUSES.

Une multitude de causes peuvent favoriser le
développement de l'opacité. Nous les diviserons

(*) On ne doit pas être étonné si je dis plusieurs centaines ; car
dans la seule ville de Lyon, où je me suis décidé à publier cet
Ouvrage, j'en ai opéré plus de deux cents en moins de six mois.

en causes *prédisposantes* ou *éloignées*, en causes *accidentelles*, et en causes *prochaines*.

Causes prédisposantes ou éloignées.

On a regardé comme causes éloignées de l'opacité du cristallin toutes les maladies qui l'avaient précédée, ou qui existaient en même temps qu'elle. Ainsi, l'on n'a pas manqué de l'attribuer aux différens vices internes, tels que le vénérien, le scrophuleux, l'arthritique, le rhumatismal, etc. ; à l'existence de certaines maladies aiguës ou chroniques; à la suppression d'évacuations périodiques ou habituelles, etc. On ne peut point admettre aujourd'hui de semblables suppositions; car il serait difficile, pour ne pas dire impossible, de démontrer comment les vices internes pourraient porter leur action sur le cristallin, et en altérer la transparence. On ne conçoit pas mieux quelle pourrait être, sur cet organe, l'influence des maladies aiguës ou chroniques, et de la suppression d'un écoulement quelconque. Cependant on peut dire que certaines circonstances hygiéniques prédisposent à cette maladie. Par exemple : l'influence des climats, diverses professions, l'âge, les excès, les affections morales, etc. Quant au sexe et au tempérament, on n'a point encore remarqué qu'ils influent sur le développement de l'opacité de la lentille oculaire.

Climats.

On ne peut nier que certains pays ne prédisposent plus que d'autres à la cataracte. J'en ai remarqué, dans les lieux montagneux de France et d'Espagne, plus que d'autres affections des yeux. L'Andalousie, la Vieille-Castille, les environs des Pyrénées, les Ardennes, une partie de la Champagne, et en général toutes les contrées où le sol est argilleux et réfléchit fortement la lumière, m'ont fourni de nombreuses observations.

Les barons Desgenette et Larrey disent que cette maladie est en quelque sorte endémique en Egypte, à cause de la chaleur excessive, et de la vive réflexion des rayons du soleil sur les sables brûlans dont ce pays est couvert. Le dernier prétend que les ophtalmies, qui y sont très-fréquentes, contribuent à son développement. C'est aussi l'avis du docteur Savaresi, de Naples. Mr. Petit, de Lyon, a remarqué que sur trois cents cataractés, les trois quarts habitans des campagnes, cultivaient des terres qui réfléchissent vivement la lumière. Les opérateurs de cette ville ont fait la même remarque relativement au

Vivarais et au Velai, pays montueux et couverts d'anciennes productions volcaniques.

Professions.

Les ouvriers qui sont exposés à une vive lumière, ou qui travaillent sur des objets brillans qui réfléchissent beaucoup de rayons lumineux, ceux dont les yeux se fixent sur la flamme d'un foyer ardent, sont sujets à la cataracte. Tels sont les bijoutiers, les forgeurs, les verriers; ceux travaillant à la fonte des métaux, etc.

Ages.

L'âge est sans contredit une cause constante de l'altération du cristallin ; et je doute que l'on puisse trouver un vieillard de 80 à 90 ans chez lequel on ne rencontre au-moins un commencement d'altération de cet organe. L'anatomie démontre que, très-mou et diaphane chez l'enfant, plus consistant chez l'adulte, le cristallin durcit, et prend une couleur jaunâtre chez le vieillard. N'est-il pas présumable que si l'existence humaine se prolongeait de quelques années au-delà de son terme ordinaire, le cristallin deviendrait naturellement opaque ? C'est ordinairement à l'âge de 40 à 60 ans que se manifeste cette maladie, que l'on ne peut alors regarder comme une conséquence naturelle des progrès de l'âge, mais bien comme une affection contre-nature, résultant de plusieurs autres causes auxquelles ce même âge vient encore ajouter.

Excès.

Les excès de toute espèce, et les écarts de régime, peuvent quelquefois prédisposer à l'opacité du cristallin; et Veidmann, chirurgien distingué de Mayence, dit l'avoir vue survenir instantanément chez un homme qui sortait d'un repas où il s'était enivré.

L'abus des plaisirs vénériens, en jetant l'homme dans un état de faiblesse et de vieillesse prématurée, ne peut-il pas être regardé, ainsi que la masturbation, comme cause éloignée de cette altération?

Affections Morales.

Aux causes déja indiquées, nous joignons les affections vives de l'ame.

Dans les temps orageux de la révolution française, le célèbre Dessault est dénoncé et incarcéré; mais ses amis obtiennent bientôt sa liberté. Son dénonciateur, apprenant son élargissement, entra dans un accès de fureur tel, qu'au même instant un de ses yeux se cataracta, et l'autre vingt-quatre heures après.

Fabrice de Hilden rapporte l'observation d'une dame âgée d'environ 50 ans, qui, ayant pleuré pendant plusieurs jours la perte d'une parente, devint aveugle en une nuit, par la formation de deux cataractes, sans éprouver la moindre douleur dans les yeux.

Causes accidentelles.

Les coups sur la tête, sur les yeux, les plaies de ces organes, sont autant de causes accidentelles capables de produire l'altération du cristallin, que l'on devrait appeler dans ces cas, *traumatique*. Tenon dit avoir vu une dame qui, ayant reçu sur l'œil un coup de bouchon de bouteille, fut le lendemain atteinte de cataracte (*). Le même auteur a vu également un potier entrer dans son four encore chaud, et en sortir avec deux opacités cristallines complettes. Le professeur Lassus, rapporte dans ses ouvrages de pathologie, plusieurs exemples fort curieux, et entr'autres celui qui devint cataracté à la suite d'une ophtalmie qu'avait occasionnée un baiser sur l'œil. *Stein* raconte qu'un jeune homme, voulant se soustraire à la conscription, se donna volontairement des cataractes, au moyen de

---

(*) J'ai été plusieuas fois consulté pour des cas de cette nature.

lotions avec l'acide nitrique étendu dans une
grande quantité d'eau. Enfin, on a vu aussi ces
affections être produites par des commotions de
tout le corps. Les auteurs en citent plusieurs
exemples qu'il deviendrait inutile de rapporter.

Causes prochaines.

Il n'est point d'opinions erronées qui n'aient
été emises pour expliquer la perte de transparence
du cristallin. Les uns., ent'rautres Maître-Jean ,
l'attribuent à une sérosité acide et mordicante ,
qui, se jetant sur le cristallin par voie de fluxion,
en durcissait la substance, et en changeait la couleur, agissant sur lui comme la présure sur le lait
qu'elle coagule. St.-Yves dit que l'épaississement
des sucs nourriciers oblitérant les vaisseaux au
moyen desquels le cristallin se nourrit , en est
la cause matérielle. Deshayes et Gendron ont
partagé son opinion. Ces hypothèses , qui dans
leur temps eurent beaucoup de partisans , ne
sauraient être admises aujourd'hui, les recherches
les plus exactes sur la nutrition du cristallin ne
nous ayant donné aucun résultat satisfaisant.

Peut-on , comme l'ont fait quelques auteurs ,
expliquer l'opacité du cristallin par l'inflammation
de ce corps ? On sait que l'inflammation ne peut
se développer que là où les systèmes vasculaires

et nerveux existent : or, l'anatomie nous montrant
le cristallin comme un corps insensible et dépourvu de vaisseaux sanguins, on ne peut pas
présumer qu'il en soit susceptible. D'ailleurs, si
l'on regardait cette affection comme une maladie
sthénique, ce serait être en opposition avec l'évidence, puisqu'elle survient ordinairement chez les
vieillards, dont tous les organes portent le caractère de la débilité et de la décrépitude, tandis,
au contraire, qu'on voit les jeunes gens chez lesquels règne sur-tout la diathèse inflammatoire,
n'en être que rarement atteints ; et lorsque cela a
lieu, c'est le plus souvent sur la capsule, où les
effets de l'inflammation sont plus sensibles, que
commence l'opacité ; et à cet âge elle est presque
toujours le résultat d'une cause externe.

S'il est démontré que l'opacité cristalline est
amenée insensiblement par les progrès de l'âge
et la faiblesse des organes, il me semble qu'il est
plus naturel de l'attribuer à la débilité des vaisseaux absorbans, qui, n'ayant plus le ressort
nécessaire pour absorber les molécules *salino-
terreuses* apportées par le système exhalant, et
maintenir l'équilibre entre l'absorption et l'exhalation, laissent accumuler ces molécules hétéro-
gènes dans la substance cristalline, dont elles
troublent la transparence et changent la nature.

Diagnostic.

Les différentes altérations ont des signes à l'aide desquels on peut les reconnaître. La couleur blanchâtre ou brunâtre qui se remarque au-delà de la pupille où l'on n'aperçoit dans l'état sain qu'une teinte noire, indique ordinairement l'opacité du cristallin ou de sa membrane. Je crois, malgré ce qu'en ont dit les auteurs, que tous les signes tirés de la couleur sont fort équivoques et très-incertains; car on a souvent trouvé mous, des cristallins opaques que leur couleur avait fait regarder comme solides. Cependant en général on reconnaît qu'ils sont solides lorsque la pupille paraît un peu brune ou de couleur cendrée. On les regarde au contraire comme mous ou laiteux lorsqu'ils présentent une teinte blanchâtre. Il me semble qu'il n'y a que celle qui intéresse la capsule que l'on peut reconnaître à des mouchetures irrégulières, et à des espaces plus ou moins grands qui paraissent ne pas être altérés, ce qui donne à la prunelle une apparence tigrée.

Lorsque la cataracte est purement capsulaire, et qu'il y a fonte partielle ou totale du cristallin, comme on le remarque dans l'opacité congéniale, le malade voit encore assez pour se conduire; mais il lui semble avoir une toile d'araignée devant les yeux.

Au reste, il est fort inutile de s'étendre davantage sur des détails que la pratique seule des
opérations peut faire connaître. C'est au praticien
de se conduire alors comme le cas l'exige.

PRONOSTIC.

Il ne suffit pas de connoître les signes qui nous
indiquent l'existence de l'opacité du cristallin ou
de ses annexes; il faut encore se familiariser avec
ceux qui peuvent nous faire espérer le succès de
l'opération, ou nous faire prévoir que la maladie
est incurable, ou enfin que la réussite est dou-
teuse ; car un opérateur compromet son pronostic et sa réputation en pratiquant infructucuse-
ment une opération, non parce qu'il aura manqué
à quelques-uns des préceptes de l'art , mais
bien parce qu'il n'aura pas prévu une complication ou l'existence d'une maladie au-dessus de
nos moyens.

En général, le pronostic sera favorable lorsque
le malade aura perdu la vue peu-à-peu, sans
éprouver des douleurs au globe de l'œil, et sans
hémicranie ; car souvent ces douleurs reviennent
après l'opération, et donnent lieu à des accidens
funestes et nuisibles au succès qu'on avait lieu
d'attendre. Il importe aussi qu'il puisse distinguer
les couleurs les plus vives , comme le blanc, le
rouge , etc. , lors même qu'il ne pourrait plus

apprécier la forme des corps. Il est à remarquer
ici, qu'au commencement de la maladie la
vue est beaucoup plus troublée au grand jour
qu'à une faible lumière ; et voici la raison de ce
phénomène : l'opacité du cristallin commençant
ordinairement par le centre, le malade peut
encore appercevoir les objets qui se trouvent
placés sur les côtés en-bas ou en-haut ; tandis
que ceux qui sont en face lui paraissent couverts
d'un nuage fort épais. Mais, si l'œil vient à être
frappé d'une vive lumière, la pupille se resserre
et ne laisse à découvert que le centre du cristallin,
qui, se trouvant plus altéré, réflechit les rayons
lumineux, et empêche les malades de voir. Au
contraire, dans un lieu un peu sombre, l'ouverture
pupillaire s'agrandit, la circonférence du cristallin
encore transparente peut admettre dans l'œil les
rayons de lumière qui arrivent sur lui d'une
manière oblique, et permet de distinguer les objets
qui se trouvent dans cette direction. Mais lorsque
la maladie est plus avancée, l'œil a besoin d'une
vive lumière pour être impressionné même
médiocrement, quoique la pupille soit alors
beaucoup plus dilatée qu'à l'ordinaire, parce que
l'opacité du cristallin étant alors complette, la
plus grande partie des rayons lumineux sont
réfléchis, et que très-peu parviennent jusqu'à la

rétine; d'où il résulte que souvent les malades ne peuvent reconnaître aucun objet, pas même les couleurs. C'est ce qui a fait croire à certains auteurs qu'il y avait dans ces cas complication d'amaurose. Cependant l'iris conserve presque toujours sa mobilité ; mais, lors même qu'elle serait immobile, dans un état de dilatation ou de resserrement, il ne faudrait pas en tirer la conséquence que la complication existe. L'immobilité de l'iris, que la pupille soit dilatée ou contractée, sans aucun mouvement sensible, ne peut être en effet regardée comme un signe certain de la paralysie de la rétine, et contre-indiquer l'opération, puisqu'un grand nombre de causes, peuvent aussi donner lieu à cette immobilité. La paralysie des nerfs de l'iris provenant du ganglion lenticulaire ou ophtalmique, l'adhérence de la capsule cristalline à cette membrane, à la suite d'une inflammation vive, peut la priver de ses mouvemens, sans que, pour cela, la rétine soit altérée (1), ayant soin de prévenir que le succès

---

(1) Ces observations pratiques nous conduisent à cette conséquence, que l'iris n'est point, comme les auteurs l'ont cru jusqu'à présent, sous l'influence absolue de la rétine. En effet, nous venons de dire qu'elle pouvait-être immobile sans que la rétine fût paralysée ; et nous pouvons citer des observations dans lesquelles elle jouissait de tous ses mouvemens, quoique les

en est fort douteux. Je doute qu'il y ait des malades assez pusillanimes, pour se refuser de courir la chance de recouvrer la vue par la crainte des douleurs, qui sont toujours fort légères.

Le pronostic sera plus favorable dans les opacités provenant de causes externes, comme celles qui surviennent à la suite de coups sur la tête, de plaies du globe de l'œil, etc. Il sera tout-à-fait fâcheux lorsque le globe de l'œil présentera une grande mollesse, qui est souvent un signe de sa désorganisation, ou lorsqu'on sera certain qu'il y a complication d'amaurose. Dans l'un et l'autre cas, on renoncera à l'opération, qui serait sans résultat.

On reconnaît l'existence d'une amaurose, lorsque, le malade ne pouvant distinguer la lumière des ténèbres, la pupille très-dilatée ne présente aucun mouvement sensible, quoique l'œil soit alternativement exposé à l'obscurité et au grand jour. Cependant il arrive quelquefois

---

malades ne pussent distinguer aucun objet. C'est particulièrement chez les jeunes gens ... : j'ai rencontré cette espèce de cécité qui n'excluait pas la mobilité de l'iris. Il résulte de ces faits une autre conséquence non moins importante, c'est que le praticien qui prendrait l'iris seule pour sa boussole, compromettrait souvent l'intérêt de son malade, et que, toutes les fois que celui-ci peut distinguer le jour d'avec les ténèbres, on doit tenter l'opération.

que l'iris est encore susceptible de se contracter, quoique la rétine soit paralysée (*) Cette circonstance pourrait souvent induire en erreur, si l'on n'était prévenu que les mouvemens dont jouit l'iris sont par fois sympathiques, et qu'un œil frappé d'amaurose peut emprunter ses mouvemens pupillaires d'un œil sain ou moins malade que lui. C'est donc pour éviter cette méprise, qu'en examinant un œil soupçonné d'amaurose, il faut avoir soin de fermer l'autre, afin d'annuller son influence.

Mais quelquefois il arrive que, malgré cette précaution, l'iris offre toujours les mêmes contractions, et cependant tout semble annoncer une altération de la membrane rétine. Le cas alors devient plus embarrassant; et si l'on s'en tenait à la première épreuve, on courrait risque d'opérer une opacité compliquée, en croyant n'avoir affaire qu'à une simple. Lorsqu'on rencontre de semblables altérations cristallines, je conseille l'expérience suivante; elle m'a souvent réussi dans des conjonctures difficiles. On fait placer le malade en face du jour, afin que la lumière puisse impressionner l'œil autant que possible; alors, d'une

_____

(*) Janin en cité plusieurs exemples.

main on tient relevée la paupière de l'œil sain
ou le moins affecté (supposons que ce soit le
droit) ; de l'autre main on ferme le gauche ; et
quand on voit que la pupille de l'œil resté ouvert
s'est suffisamment dilatée ou retrécie , pour s'accommoder à la plus ou moins grande lumière ; et
qu'elle a cessé de se mouvoir , il faut alors ouvrir
et fermer alternativement l'œil gauche qui a dû
jusque là rester clos ; et examiner attentivement
si l'iris de l'œil droit reste sans mouvement. Dans
ce cas , on peut affirmer que l'œil gauche est
atteint de goutte sereine. Mais si au contraire la
pupille du côté droit se meut , c'est alors une
preuve que l'œil gauche est encore susceptible de
recevoir l'impression des rayons lumineux , et que
l'iris de l'autre œil lui emprunte le mouvement
dont elle jouit , *et vice versâ*.

Voici des cas où le procédé que nous venons
de décrire trouve son application et ne peut être
remplacé par aucun autre moyen. Supposons
qu'un homme , pour se soustraire au service militaire , dise qu'un de ses yeux est frappé d'amaurose,
que les deux pupilles examinées alternativement
soient mobiles ; quel sera le moyen de découvrir
la vérité ? On fermera l'œil malade ; on laissera
l'œil sain ouvert ; puis , ouvrant subitement l'œil
malade , on examinera si la pupille de l'autre se

contracte. S'il y a contraction de cette pupille, l'individu en impose ; sinon, il est réellement amaurosé. Ce même procédé servirait à résoudre les doutes d'un malade qui, pour éprouver le talent de son médecin, se présenterait à lui avec deux yeux sains en apparence, et lui demanderait lequel des deux est affecté (*).

Cécité de naissance,

Ou Opacité congéniale.

Les auteurs qui ont écrit sur les maladies des yeux, disent peu de chose sur l'opacité congéniale. Scarpa, un des plus célèbres, n'en fait aucune mention ; et pourtant il n'est pas rare de voir des enfans naître avec cette altération. Dans mes observations pratiques, je peux en citer un grand nombre de la même famille ; et j'ose dire, sans prévention, que je suis un des oculistes qui ai opéré le plus d'enfans cataractés de naissance, sans doute parce que je les opère dès l'âge de deux ans, époque à laquelle les autres chirurgiens n'osent point encore tenter cette opération.

(*) Je crois que cette expérience m'appartient, et qu'elle est le résultat de mon observation ; du moins, je n'ai rien lu de semblable dans aucun ouvrage.

L'opacité congéniale se développe chez le fœtus encore renfermé dans le sein de sa mère : elle est presque toujours capsulaire. On trouve le cristallin dans son enveloppe, réduit au volume d'une tête d'épingle, et le plus souvent il n'en existe aucune trace. La même dissolution ou absorbtion a lieu aussi chez les vieillards sans aucun traitement. Les restes du cristallin, lorsqu'il existe, se rencontrent au centre de la capsule, sous la forme d'un petit noyau très-dur. St.-Yves l'avait bien remarqué ; cet auteur dit qu'il arrive quelquefois que le centre de la cataracte de naissance est pierreux ; que dans le milieu de la cataracte, il y a quelque chose de la grosseur d'une tête d'épingle, dur et solide comme une pierre ; on sent même que l'aiguille éprouve de la résistance, et fait un certain bruit en déprimant cette espèce de gravier. Mais cela n'empêche pas les malades de recouvrer la vue après l'opération. Le docteur Guillé est à-peu-près du même avis. (*) « On croit généralement, » dit-il, qu'aussitôt que la lentille devient opaque, » elle se dissout graduellement, et qu'il en ré- » sulte une cataracte laiteuse ; il est bien vrai

---

(*) Nouvelles recherches sur la cataracte et la goutte sereine, par le docteur Guillé, page 39. Paris.

» qu'elle n'a pas la solidité de celles qui se ren-
» contrent chez les adultes, et qu'on aurait tort
» de croire que les cristallins sont toujours en
» bouillie. » A la page 42, il continue : « La
» cataracte congéniale est fréquemment capsu-
» laire ; il n'est pas toujours facile d'extraire
» ou de déplacer cette capsule ; mais on parvient
» quelquefois à y pratiquer une ouverture dans
» la partie centrale, au moyen de laquelle la
» rétine peut recevoir quelques faisceaux des
» rayons lumineux. »

Nous venons de dire que cette maladie est fréquemment capsulaire. Aussitôt que la lentille cristalline est devenue opaque, elle se dissout graduellement et s'absorbe, en laissant la capsule en place, sans qu'il paraisse aucune trace de sa sortie. La capsule elle-même ne s'absorbe point, parce que n'étant pas détachée de toute la circonférence, elle adhère encore aux parties adjacentes, et en reçoit la nourriture. Par ce motif, la dissolution ne pouvant avoir lieu, tout homme de l'art qui pratiquera l'opération de la cataracte doit bien prendre garde de ne laisser aucune adhérence, et d'isoler entièrement la membrane, s'il veut obtenir une entière absorbtion. Plus tard, je rapporterai un exemple de cette même absorbtion par le seul secours de la nature, chez une petite fille cataractée de naissance. Comment expliquer le développement et l'absorbtion de ces nécroses congéniales ? Toutes les opinions admises à cet égard sont absolument hypothétiques, l'observation ne pouvant les étayer. Un fait certain, c'est que cette maladie est héréditaire, et attaque souvent plusieurs individus de la même famille, comme on peut s'en convaincre par les observations que nous rapporterons à la fin de cet ouvrage.

J'ai reconnu dans ma pratique, que lorsque l'opacité affecte en même temps le cristallin et la capsule, c'est une preuve que la maladie s'est développée après la naissance, et les parens en sont convenus très-souvent. Dans ce cas, l'opacité de la capsule et du cristallin oblitère totalement la pupille, et les malades ne peuvent ordinairement rien distinguer, tandis que les cataractés de naissance aperçoivent encore le contour des divers objets à une faible lumière. Et, comme nous l'avons dit, la capsule laisse plus ou moins d'intervalles lucides, qui favorisent le passage de quelques rayons lumineux ; alors, le malade peut voir assez pour se conduire seul et sans se heurter.

Nombre de praticiens attribuent cette opacité à la membrane pupillaire ou de Wachendorff;

mais ils sont dans l'erreur. S'il en était ainsi, après avoir enlevé cette membrane, on trouverait le cristallin et sa capsule dans leur état de transparence naturelle. M. Chaussier nie d'ailleurs l'existence de la susdite membrane, et l'autopsie cadavérique m'a prouvé combien est fondée l'opinion de ce savant professeur.

D'après toutes ces considérations, je peux donc affirmer que la prétendue membrane pupillaire n'est point le siége de l'opacité de naissance, qui, s'il en était ainsi, serait très-adhérente à l'iris. Cette maladie, réside dans la capsule cristalline, comme nous l'avons déjà avancé ; et, s'il existe quelquefois adhérence de la capsule avec l'iris, c'est toujours la suite d'un engorgement fluxionnaire, congénial ou accidentel. J'ai opéré plusieurs enfans nés avec un œil cataracté, l'autre atrophié ; preuve évidente d'un état pathologique avant la naissance.

Tous les enfans affectés de l'opacité congéniale ont toujours le globe de l'œil enfoncé, et en mouvement pour suivre la lumière ou les ombres des objets ; et, pour mieux voir, ils ont soin d'incliner la tête. Quand on cherche à s'assurer si les pupilles jouissent du mouvement de dilatation et de resserrement, le globe se tourne sans la vo-

lonté du malade, et la cornée se cache en entier
au moindre attouchement. Ce mouvement invo-
lontaire cesse peu à peu après l'opération, et lorsque le malade commence à faire usage de la vue.

Le praticien qui a fait le plus de recherches
sur cette intéressante matière, est M. Saunders,
oculiste de Londres (1). Il a tracé l'histoire de
plusieurs familles dont les enfans venaient au
monde affectés de ce vice héréditaire ; mais il
ne nous apprend point s'il a tenté l'opération.

M. Demours (2) dit aussi avoir opéré un
jeune homme, aveugle de naissance, qui avait

---

(1) C'est un fait non moins curieux qu'intéressant de voir cette
maladie, dans certaines circonstances, attaquer successivement
tous les enfans de mêmes parens. Depuis le mois de juin 1806, jusqu'au mois de décembre 1809, l'auteur a donné ses soins à 60 qui
se trouvaient dans le même cas ; entr'autres, 1º. deux frères qui présentaient une différence d'âge de six ans, affectés de cataracte
congéniale. Dans une seconde famille, deux frères jumeaux,
devenus aveugles par des cataractes, à l'âge de vingt - un
mois, à peu de jours de distance l'un de l'autre ; et, ce qu'il y
a de plus remarquable, les quatre cataractes avaient absolument le même caractère. Dans une troisième famille, un frère
et deux sœurs étaient nés avec cette maladie. L'aînée des sœurs
avait seulement un œil affecté ; le frère et la plus jeune sœur
les avaient tous les deux atteints de cataractes. Dans une autre
famille, trois frères et une sœur, tous cataractés de naissance.

A Treatise se relating to the disease of the eyes. London,
1816.

(2) Traité des maladies des yeux, page 524. Paris, 1812.

trois frères plus jeunes que lui, chez lesquels
l'opacité était également congéniale.

M. Beliver, chirurgien en chef de l'hôpital des
Quinze-vingts (1), assure avoir vu des aveugles
dans la famille desquels la cécité était héréditaire
depuis plus de deux cents ans. Un père présenta
à Dumonceau ses trois enfans nés aveugles :
Maître - Jean (2), Deshayes, Gendron (3),
Petit de Lyon, citent des faits semblables. Ce
dernier a remarqué que les yeux bleus, ou
tachés de jaune, sont les plus sujets à cette
maladie.

L'oculiste Janin nous a laissé, sur l'opacité
congéniale, une observation trop intéressante
pour qu'elle ne trouve pas ici sa place. (4)

Un aveugle de naissance, cataracté aux deux
yeux, fut examiné par plusieurs oculistes, qui
proposèrent l'opération comme l'unique moyen
de lui faire distinguer les objets; mais l'indocilité
du sujet fit qu'aucun d'eux n'osa l'entreprendre :
de sorte qu'il resta aveugle jusqu'à l'âge de 14

---

(1) Considérations sur la cécité, an XII, page 13.

(2) Maître-Jean, maladies de l'œil, chapitre 14, observation 8,
page 176.

(3) Maladies des yeux, tome II, page 252.

(4) Mémoires et observations anatomiques, etc.; Lyon 1772.

ans, qu'un événement imprévu lui procura la vue.
Voici le fait :

Ce jeune homme, accompagné de quelques
enfans de son âge, alla se promener à une campagne peu éloignée de sa demeure ; l'un d'eux,
ayant aperçu un nid d'oiseaux sur un arbre très-
élevé, témoigna à ses camarades la joie qu'il
avait de cette découverte. Dans le moment, il fut
mis en délibération lequel d'entr'eux grimperait
sur l'arbre pour aller s'emparer du nid. Notre
aveugle, comme le plus âgé, voulut en avoir la
gloire. On le laissa faire. Il était presque parvenu
à la branche où était le nid, quand, pour
l'atteindre, il s'élança trop haut, manqua son
coup, perdit l'équilibre, et tomba de branche en
branche, jusqu'à terre, où il se trouva d'abord
sur les pieds ; mais, bientôt après, étourdi de
cette première chute, il en fit une seconde de
sa hauteur. Lorsqu'il fut revenu de son étour-
dissement, il aperçut, pour la première fois, des
corps en mouvement ; c'étaient ses camarades,
effrayés de sa chute, qui ne furent pas moins
surpris que lui, quand il les assura qu'il voyait
des objets qu'il ne connaissait pas. Leur retour
fut plus joyeux qu'ils ne l'avaient attendu ; ils
avaient une nouvelle bien agréable à donner aux
parens du jeune homme ; aussi leur fit-elle la

plus grand plaisir. Ils examinèrent les yeux, et
reconnurent que véritablement les cataractes
avaient disparu. Dès-lors, ce jeune homme fut
en état d'étudier; il se destina au sacerdoce, et
y parvint dans la suite.

M. Janin dit l'avoir vu chez feu Mgr. l'évêque
de Cahors, et c'est de lui qu'il tient ce récit. Il
ajoute que ce jeune homme faisait toujours
usage de lunettes à cataractes lorsqu'il voulait
lire.

MATURITÉ.

Les anciens croyaient que le cristallin altéré,
d'abord mou., n'arrivait que par degrés à la
consistance requise pour être déprimé avec facilité. Dans la pensée qu'il était d'autant plus dur,
que la cataracte était plus ancienne, ils ont dû
naturellement chercher à reconnaître l'époque
où il présentait la densité la plus favorable à
l'opération; et c'est à cette époque qu'ils don-
nèrent le nom de *Maturité*. Ils disaient qu'une
cataracte était mûre lorsque le malade ne voyait
plus assez pour se conduire; et ils lui supposaient
alors assez de consistance pour pouvoir être opérée avec succès. L'oculiste Janin combattit cette
opinion, et pensa que le cristallin opaque se
ramollissait en vieillissant. Mais l'expérience

prouve que le temps n'amène aucun changement dans l'état de l'opacité cristalline, comme le dit Demours ; et celui qui est mou dans son principe, conserve toujours son peu de densité, de même que l'opacité cristalline solide dès le commencement, ne perdra point de sa dureté. Il m'est souvent arrivé de trouver molles des opacités qui subsistaient depuis plusieurs années, tandis que j'en ai trouvé de très-solides qui ne dataient que de quelques mois. Au reste, ces différences ne doivent pas être un obstacle à l'opération (1), puisqu'on peut extraire ou déprimer toutes les espèces d'opacités molles ou solides ; et, s'il fallait attendre la prétendue maturité des cataractes molles, il faudrait renoncer à toute opération, et à l'espoir de rendre la vue au malade, puisqu'il est démontré que le temps n'amène aucun changement dans la densité du cristallin opaque. D'ailleurs, rien n'est plus difficile que de déterminer *à priori* si l'opacité est molle ou solide ; et l'oculiste le plus exercé de nos jours est sans doute loin d'avoir acquis

---

(1) Il est étonnant que, dans le siècle où nous vivons. il y ait encore des hommes de l'art qui s'abusent à ce point de croire que pour opérer il faut attendre la cécité complette ; ce qui est de toute fausseté, puisqu'en pareil cas il y aurait complication d'amaurose.

une assez grande certitude de diagnostic à cet
égard. Il lui sera certainement plus facile de
prononcer sur les résultats de l'opération, que
sur la nature de la cataracte.

Dans l'état actuel de nos connaissances en
pathologie, le mot *maturité* ne peut donc plus
signifier autre chose que cet état dans lequel le
cristallin, entièrement opaque, et fermant passage aux rayons lumineux, ne permet plus au
malade de distinguer les objets, et de voir pour
se conduire seul. Or, dans ces circonstances, si
l'opération est sans succès, la maladie n'en sera
ni plus grave, ni plus fâcheuse qu'auparavant.

Des prétendus Moyens médicaux.

Tout homme impartial, et digne d'exercer
un art aussi honorable que celui de guérir,
avouera franchement que l'opération seule peut
rendre la vue à ceux qui en sont privés par l'opacité du cristallin ou de sa membrane, et que
tous les moyens thérapeutiques employés dans
le même but, n'ont jamais eu aucun succès.
Celse (1), Fabrice d'Aquapendente (2), et plusieurs autres, crurent qu'on pouvait ordonner
des remèdes fondans à l'intérieur, et l'applica-

---

(1) Corn. Celsus, *de re medicâ*, lib. vj, cap. jjj, sect. jj.
(2) Fab. ab Aquapendente, *Op. chirurg.*, *de Suffusione*.

tion des topiques à l'extérieur. Stork avoue avoir appliqué, mais sans succès, l'extrait d'aconit ; ceux de belladona , de ciguë et de jusquiame. Scultet, plus hardi , assure avoir guéri cette maladie en introduisant dans l'œil du fiel de brochet épaissi avec du sucre. D'autres ont vanté comme spécifiques les cloportes , la pulsatille , les vapeurs ammoniacales , etc. Je ne ferai aucun détail, ni sur de prétendus procédés mécaniques inventés par des Anglais , ni sur les succès qu'ils assurent avoir obtenus en frottant le globe de l'œil avec une lime d'or ou d'autres métaux. L'insuffisance de tous ces moyens et leur absurdité même nous étant démontrées , il est inutile de s'y arrêter davantage. Les Lumières répandues aujourd'hui sur cette branche de l'art de guérir , ne permettent plus de torturer les malades par l'application ou l'administration de médicamens tant internes qu'externes.

Nous ne saurions donc trop prémunir le public contre ces vendeurs de remèdes secrets ; remèdes qui , lorsque la maladie n'est pas exaspérée par leur application, occasionnent toujours la perte d'un temps précieux, dont on doit être si avare.

Un mot sur le célèbre empirique Anglais William trouve nécessairement sa place dans cet article.

Les principales villes de l'Europe ont vu tout récemment cet homme, abusant de la crédulité publique, vendre de prétendus topiques, lesquels, suivant lui, avaient la propriété de guérir toutes les maladies des yeux, sans excepter même la cataracte, l'amaurose, etc. Enfin, rien ne pouvait résister à l'efficacité de ce médicament merveilleux, dont une petite fiole coûtait de douze à cent francs, suivant les dupes et leur fortune.

Citerai-je encore ce curé de Vauchassi (1),

---

(1) *Ordonnance du curé de Vauchassi.*

Huile de violette jaune camphrée, une once.

Huile rosat, deux onces. — Eau-de-vie, une cuillerée à café.

S'en servir pour oindre les yeux trois fois par jour, en en laissant tomber une goutte chaque fois.

(Pour Mme. Philippe.)

Cette dame était atteinte d'une cicatrice à la cornée. Il n'y avait qu'une pupille artificielle à pratiquer.

Autre Ordonnance du même.

Safran, pour dix sous.

Beurre frais, 2 onces.

Huile de violette jaune camphrée, 2 onces,

Huile d'amandes douces, 2 onces.

Huile rosat, 2 onces.

Extrait de Saturne, demi-once.

Eau-de-vie, une cuillerée.

Mêler le tout dans une infusion de sureau, et s'en oindre les yeux trois fois par jour.

(La personne était affectée de nyctalopie.)

près de Troyes (département de l'Aube), dont les journaux de la capitale ont tant parlé, et qui, malgré un jugement rendu contre lui par les tribunaux, n'en continue pas moins d'ordonner les remèdes les plus absurdes ?

Espérons que le gouvernement mettra bientôt un terme au charlatanisme de cette foule d'empiriques qui se font un jeu d'exploiter la bourse du peuple, en abusant de sa crédulité.

Saisons.

Les anciens et la plupart des modernes ont jusqu'aujourd'hui, choisi de préférence le printemps et l'automne pour pratiquer cette opération. Ils avaient pour but d'éviter l'influence des jours froids et humides de l'hiver, et celle des chaleurs de l'été, ainsi que les affections catarrhales inflammatoires plus fréquentes dans ces deux saisons. Cependant, j'ai eu dans ma pratique plus de symptômes inflammatoires à combattre pendant le printemps. Cette saison, qui développe dans les végétaux une force et une activité nouvelle, qui réveille, pour ainsi dire, leur vie engourdie par la rigueur du froid, n'a-t-elle donc sur nous aucune influence ? Certes, il est bien naturel de lui attribuer cette turgescence des humeurs, ces irradiations vitales vers la tête, dont la plupart des hommes offrent des exemples si marqués.

Si nous considérons d'ailleurs qu'il est des climats où le froid commence en septembre, et dure jusqu'au mois de juin; on concevra que ces précautions sont purement illusoires. Il est vrai que la température modérée est préférable dans tous les cas; mais on a toujours la facilité de s'en procurer une artificielle dans un appartement commode; et il y aurait de l'inhumanité à laisser subsister une infirmité qu'on peut détruire tous les jours, en tous temps, sans aucun danger, et presque avec les mêmes chances de succès. Osera-t-on, chez les vieillards, pour qui l'on doit être avare du temps, remettre à plusieurs mois l'instant de leur guérison? Grâces à la sagesse du gouvernement, les indigens, dans les hospices et les maisons de charité, seront à l'abri des mêmes inconvéniens, et recevront des mains des sœurs hospitalières les mêmes services et les mêmes soins que le riche au milieu de l'opulence de sa demeure.

Préparation.

Avant de pratiquer l'opération, il est convenable d'examiner si le malade n'a pas besoin d'être préparé, pour prévenir les accidens qui peuvent

survenir après qu'on a opéré. Il ne faut pas sur-
tout oublier cette précaution, lorsqu'elle paraît
indiquée, et se garder de suivre la routine aveugle
de certains opérateurs qui, dépourvus de connaissances médicales, éprouvent, malgré leur
dextérité, de grands revers là où ils avaient lieu
d'espérer la plus belle réussite.

On interrogera donc le malade sur sa vie, sa
santé, l'état des diverses fonctions; s'il est sujet à
quelques affections cutanées, et si celles-ci n'ont
pas été répercutées.

S'il est affecté d'ophtalmie aiguë ou chronique,
il faudra d'abord l'en guérir par les remèdes
convenables, pour ne pas compliquer l'inflammation qui pourrait survenir. Dans le cas d'em-
barras gastriques, un éméto - cathartique est
indiqué pour débarrasser les premières voies ;
enfin on cherchera à mettre les fonctions dans
l'équilibre voulu, pour assurer le succès de l'opération, et on emploiera toutes les connaissances de
l'art, pour les opposer à de mauvaises suites.

Les praticiens croient ordinairement à la contre-indication d'opérer, quand les malades sont
affectés de la goutte, de la paralysie, etc., crainte
d'altérer davantage la santé; mais moi, j'ai pour
but principal de les délivrer d'une cécité qui
augmente bien plus leurs souffrances, que la

maladie même qu'on craint d'aggraver. Je tente
avec assurance l'opération; et jamais, dans un
cas semblable, ni moi, ni le grand nombre de
malades que j'ai opérés, n'avons eu à nous repen-
tir, moi d'avoir pris une semblable résolution,
eux d'y avoir consenti.

Mais si l'état général du malade est convenable,
il serait inutile de le torturer, ainsi que plusieurs
ont coutume de faire, par les saignées, vésica-
toires purgatifs, etc. Ainsi, lorsque le chirurgien
instruit reconnaît son malade dans une situation
satisfaisante, il doit opérer hardiment, sans autre
espèce de préparation qu'un lavement la veille et
un autre le matin de l'opération, quelques bains
de pieds, et un régime approprié à la circonstance. La liberté du ventre est en général essen-
tielle, sur-tout chez les bilieux, comme les anti-
spasmodiques chez les personnes nerveuses : il
est bien entendu que le malade doit être à jeun,
ou que l'estomac soit dans l'état de vacuité, parce
que l'impression que fait éprouver la crainte et
l'espérance, agissant principalement sur ce viscère,
trouble la digestion et détermine ordinairement
le mal-aise et les vomissemens, qu'on attribue
mal-à-propos à la piqûre de l'aponévrose de
l'oblique externe, où s'épanouit le nerf de la
sixième-paire, ou à la section d'un des nerfs

ciliaires, qui communiquent avec le trisplanch-
nique du professeur Chaussier. S'il en était
ainsi, ces phénomènes n'auraient lieu que dans
la dépression ; tandis que plusieurs malades
vomissent également à la suite de l'opération par
extraction. Nous ne savons pas avec certitude,
quelle est la manière dont les lésions de l'œil
peuvent agir sur les organes de la digestion ; la
liaison sympathique qui existe entre l'œil et les
principaux viscères de la poitrine et de l'abdomen
en serait-elle la cause ? Dans tous les cas, les rapports de ces divers organes sont intimes, puisqu'il
résulte des observations faites par MM. Dupuytren
et Leclerc de Paris, que des chiens auxquels ils
ont enlevé la rate, sont devenus aveugles par suite
de cette opération. Et ne voyons-nous pas tous les
jours, des amauroses produites par le mauvais
état de l'estomac ? Les malades, sur-tout les
femmes, sont souvent tourmentés par la crainte
de la douleur qu'ils croient devoir être excessive.
Il importe de les rassurer, et je ne connois pas
de meilleur moyen que celui d'opérer une opacité
en leur présence ; j'ai reconnu qu'ils se soumettent
alors avec plus de résignation, plus de confiance ;
ce qui contribue d'une manière évidente au succès
de l'opération.

DE L'OPÉRATION.

L'état du malade étant favorable au succès de l'opération, il faut tout disposer pour l'exécuter ; on aura à choisir entre les différens procédés que nous allons décrire.

1.° La dépression.

2.° L'extraction.

3.° Le kératonixis.

DE LA DÉPRESSION.

Le mot dépression nous paraît devoir remplacer celui d'abaissement. Si ce terme fut adopté par les anciens , c'est qu'en effet ils ne faisaient qu'abaisser le cristallin opaque au bas de la pupille. Voilà pourquoi il remontait si facilement, sur-tout lorque, la capsule n'étant point déchirée, celle-ci par son élasticité en favorisait l'ascension. Les médecins de l'antiquité , dépourvus des connaissances anatomiques les plus nécessaires , n'osaient point enfoncer le cristallin opaque dans l'humeur vitrée, crainte de la troubler, de désorganiser ses cellules, ou de blesser l'artère centrale, qui , suivant eux , poussait ses ramifications dans toutes les parties de ce corps. Mais aujourd'hui que nous savons qu'il n'y existe aucun vaisseau sanguin, que ses cellules sont insensibles, et que l'aiguille peut couper et broyer impunément, nous n'hésitons plus à déprimer la lentille opaque, en l'enfonçant dans l'humeur vitrée, d'où elle ne remonte jamais quand elle y est placée par une main habile et sûre.

Voici comment s'exprime à ce sujet le célèbre Scarpa.

Si le procédé opératoire ne consistait qu'à presser avec l'aiguille de haut-en-bas le cristallin opaque pour le placer sous la pupille, il en résulterait que, comme il n'y a pas entre le corps ciliaire et l'iris un espace suffisant pour le loger fixement, ce corps remonterait presque toujours en tout ou en partie, aussitôt après l'opération ; et c'est à cette méthode défectueuse qu'on doit donner le nom d'abaissement ; mais la dépression doit s'interpréter et s'entendre dans un sens bien différent ; la dépression proprement dite signifie ces deux mouvemens que fait l'oculiste dans le moment qu'il déplace le cristallin, le premier quand il abaisse ce corps au-bas de la pupille ; le second lorsqu'il l'enfonce de devant en arrière dans l'humeur vitrée et hors de l'axe visuel, après avoir eu soin, pour éviter une opacité secondaire, de détacher entièrement la capsule opaque de la zone ciliaire.

I 4

L'opération par dépression, est fondée sur les
connaissances anatomiques et physiologiques de
l'œil. Elle se fait au moyen d'une aiguille plus ou
moins courbe, et d'un *speculum* ou élévateur de
la paupière. Comme cet instrument est de mon
invention, je le nommerai, d'après son utilité et
son usage, *Contentif.* Sa description et celle de
l'aiguille dont je me sers pour la dépression,
seront données, ainsi que le dessin, à la fin de
cet ouvrage.

Venons au procédé opératoire. Le malade
étant assis sur une chaise de hauteur ordinaire,
la tête appuyée sur la poitrine d'un aide (*);
celui-ci lui pose une main sous le menton et
l'autre sur le front, afin de la contenir. Le malade
sera tourné obliquement à gauche et à une lumière
médiocre quand on opérera l'œil droit, *et vice
versâ.* L'œil par lequel on devra achever l'opération,
sera couvert d'un bandeau. Les choses étant ainsi
disposées, l'oculiste se place vis-à-vis du malade
et un peu de côté, pour ne pas intercepter la
lumière. Alors, assis ou debout, et nous préférons
cette dernière position, qui donne la faculté de
suivre les divers mouvemens que la tête est suscep-

(*) On peut s'en passer, en plaçant le malade sur une chaise
à dos très-haut.

tible de faire, ce qui ne pourrait avoir lieu dans le cas où l'opérateur serait assis, on écartera les paupières supérieure et inférieure, en posant l'anneau du contentif sur la première, pour la pousser en-haut entre le globe et l'orbite, appuyant sur l'inférieure avec le médius et l'index de la main droite, pour la placer sous la partie inférieure de l'anneau, par qui elle sera fixée. L'aiguille, tenue jusqu'alors entre les dents, le manche du côté de la main qui doit opérer, sera prise par le chirurgien, qui, la plaçant entre les doigts de la main gauche, comme une plume à écrire, la plongera hardiment dans la sclérotique à deux lignes à peu près de la cornée transparente, et un peu au-dessous du diamètre transverse de la pupille. La convexité de l'aiguille doit être tournée du côté de l'opérateur, le manche de l'instrument regardant la tempe, et la main ayant pour point d'appui le petit doigt qui reposera sur la pommette. Le crochet ayant percé les membranes, on fera divers mouvemens pour que la courbure pénètre avec aisance; alors on le tourne en-bas, en le poussant jusqu'à ce qu'on l'aperçoive au-travers de la prunelle, entre le dos de l'iris et la partie antérieure de la capsule. Avant de procéder à la dépression, il faudra faire agir l'aiguille de manière à détacher, dans toute sa circonférence, la membrane capsulaire, pour pouvoir la déprimer en même temps que le cristallin, s'il est possible. La capsule étant détachée, il faut abaisser le manche de l'instrument, pour porter le crochet en - haut sur le sommet du Cristallin, qu'on piquera avec la pointe; ou on se servira de celle - ci conjointement avec toute sa courbure, pour appuyer sur la lentille, laquelle, une fois parvenue à la partie inférieure de la pupille, devra être portée horizontalement et au côté externe, dans le corps vitré, où elle sera retenue un instant, pour qu'elle puisse s'y loger, et soit dans l'impossibilité de remonter dans la direction de l'axe visuel.

Quand on en est à cette partie de l'opération, il faut éviter deux choses essentielles. La première, c'est de ne pas porter le cristallin trop brusquement en-bas, dans la crainte que ce corps, en pressant sur la rétine qui est pulpeuse et très-molle, ne la déchire ou la décolle de la choroïde, accident qui causerait une inflammation violente dont la suite est presque toujours funeste. La seconde consiste à ne pas piquer le cristallin trop profondément; car, alors, en retirant l'aiguille, on est dans le cas de le ramener avec elle; mais alors, comme il est facile de s'en apercevoir, on fait décrire une courbe à l'instrument dans le sens de sa convexité, ce qui dégage le cristallin. En cas contraire, il faut retirer l'aiguille comme si on voulait la sortir par l'ouverture qu'elle a faite; et lorsqu'on voit qu'il a repris sa place primitive, on le saisit de nouveau pour le déprimer une seconde fois.

Si le cristallin remonte quelque temps après sa dépression, c'est une preuve qu'il n'a point été assez enfoncé; on attendra, pour déprimer de nouveau, que l'inflammation soit dissipée, sans redouter une seconde opération; car l'expérience m'a convaincu qu'on peut la réitérer jusqu'à quatre fois sans aucun inconvénient. Mais si, après 24 heures, le cristallin n'est point remonté, on peut conclure avec certitude qu'il restera dans l'endroit où l'a placé l'aiguille, jusqu'à son entière absorbtion (1). Pour n'avoir aucun doute à ce sujet, j'ai plusieurs fois engagé les malades opérés à faire plusieurs lieues à pied pour retourner chez eux, d'autres à sauter d'une chaise sur le plancher, ou à exécuter différens mouvemens, sans jamais avoir vu reparaître une seule

_____

(1) Si cette règle a eu quelques exceptions, ne pourrait-on pas en donner pour cause un volume plus considérable du globe de l'œil, qui donnerait nécessairement plus de grandeur à la chambre postérieure ?

Cette hypothèse est confirmée par mon expérience.

opacité. Le plus souvent il arrive qu'on prend
pour un cristallin remonté, sa capsule, qu'il est
facile de laisser en place quand elle est transparente, et qui ne s'altère que quelque temps
après l'opération. Mais si l'opérateur a soin, une
fois le cristallin déprimé, de ramener la pointe
de l'aiguille à travers la pupille, d'arrière en-
avant, si la capsule existe encore, il éprouvera
une certaine résistance qu'une longue pratique
peut seule lui rendre familière ; alors, assuré
que cette enveloppe n'a pas suivi le cristallin, il
ramènera la pointe de son instrument dans la
chambre postérieure, en lui faisant exécuter plusieurs mouvemens de rotation en-avant et en-
arrière, pour détacher la capsule, la déprimer,
et l'enfoncer dans l'humeur vitrée. Pour obvier
à cet inconvénient, il faut porter une grande
attention à faire passer l'aiguille entre la capsule
et l'iris ; portée plus en-arrière, elle se trouverait
entre le cristallin et la capsule, la partie antérieure de cette membrane resterait intacte, et il
faudrait recommencer l'opération. Pour s'assurer
que l'aiguille n'a pas fait une fausse route, il
faut observer sa pointe à travers la cornée et
l'humeur aqueuse : si elle paraît claire, c'est une
preuve que sa position est bonne ; mais si on
aperçoit un petit nuage devant elle, si elle paraît

trouble, il faut sur-le-champ porter la pointe du crochet d'arrière en-avant pour percer la capsule dans ce sens ; puis , par un mouvement de haut-en-bas et de bas-en-haut, tâcher de la déchirer dans tout le disque de la pupille , pour ensuite faire la dépression du cristallin comme à l'ordinaire.

Il arrive quelquefois qu'en déprimant le cristallin, celui-ci, au lieu de descendre, fait la bascule, et roule autour de l'aiguille s'il n'a pas été piqué avec le crochet ; alors , son plus grand diamètre, de vertical qu'il était , devient transverse, et on risquerait, en voulant forcer, de comprimer l'iris, ou même de le détacher du corps ciliaire. Quand on s'apercevra que le cristallin se renverse ainsi, il faudra lâcher prise pour le saisir à sa partie la plus élevée , et le porter ensuite dans l'humeur vitrée, comme nous l'avons déjà indiqué.

Opération de l'Opacité membraneuse , primitive,
secondaire , et de naissance.

Nous avons déjà parlé de l'opacité membraneuse, primitive et secondaire ; on sait qu'elle consiste dans l'opacité de la capsule après que le cristallin a été déprimé. Lors donc qu'il ne reste plus que la membrane cristalline opaque, on

introduit l'aiguille courbe, comme dans l'opération par dépression, afin d'accrocher la capsule,
et de la déchirer en la détachant de la zône
ciliaire; ce qui est d'autant plus facile, que toute
partie morte se sépare aisément des parties
vivantes. On fera alors passer les lambeaux dans
la chambre antérieure, où ils ne tarderont pas
à s'absorber (1). Il serait inutile de chercher à
les placer dans l'humeur vitrée; car ils ne pourraient s'y maintenir qu'autant que le cristallin
aurait été déprimé avec eux.

Dans cette opération, il faut aller hardiment
et sans tâtonner ; les humeurs de l'œil n'étant
point sensibles , et la membrane capsulaire se
trouvant désorganisée, on ne court ni le risque
de causer de la douleur, ni celui de léser aucune partie.

On suivra le même procédé pour l'opacité
congéniale, en tâchant toutefois de déprimer, s'il
est possible, la membrane capsulaire dans le
corps vitré. Mais si on éprouve de la difficulté à

---

(1) Ceux qui n'ont pas l'habitude de faire passer les fragmens de la capsule à travers la pupille, ne doivent pas insister
lorsqu'ils éprouvent de la difficulté ; ce serait fatiguer l'œil
inutilement. Ils laisseront alors ce soin à l'humeur aqueuse,
dont le courant ne manquera jamais de porter les lambeaux dans
la chambre antérieure, lorsqu'ils seront bien détachés.

l'y maintenir, on la fera passer dans la chambre antérieure.

J'ai lu dans plusieurs ouvrages qu'on ne doit point opérer les malades avant l'âge de raison ; on donne pour cause, l'indocilité des enfans dans une époque de leur vie où ils ne peuvent sentir un bienfait dont ils ignorent l'utilité. On objecte aussi l'étroitesse de l'iris, son rapprochement de la cornée transparente, la petite quantité d'humeur aqueuse, et le peu d'ouverture des paupières. Ainsi, suivant ces auteurs, l'opération serait impraticable avant l'âge de 15 ou 18 ans, époque à laquelle ils hésitent encore, le succès leur paraissant très-douteux. Ware (1) partage la même opinion ; et Demours (2) dit que non-seulement il faut attendre l'âge de puberté, mais encore que les malades demandent eux-mêmes à être opérés.

J'avoue que je ne suis nullement de l'avis de ces messieurs : j'opère les enfans dès l'âge de deux ans, et l'expérience m'a prouvé que, dans le grand nombre d'aveugles-nés que j'ai été dans le cas d'opérer, qu'ils fussent ou non issus de la même famille, les symptômes in-

_____

(1) Ware, *Observat. on the cataract. and gutta serena*, pag. 341.
(2) Ouvrage cité, tome premier, page 524.

flammatoires étaient d'autant moins intenses, que les malades étaient plus jeunes ; mais, en général, ces mêmes symptômes sont très-légers, et jamais mes opérations d'opacité congéniale n'ont échoué par suite d'inflammation consécutive.

Quant à l'indocilité des enfans, voici comment j'y remédie. Un aide s'assied sur une table dont l'un des angles est entre ses jambes ; il les croise sur celles de l'enfant, qu'il place devant lui également assis. Supposons qu'on veut opérer l'œil gauche, il placera la main droite sous le menton et l'autre sur le front, pour contenir la tête. D'autres aides tiendront les mains de l'enfant ; on lui ceindra le corps et les bras avec une nappe qui sera tenue par un autre aide placé derrière celui qui tient le petit malade. Par ce moyen on sera maître de tous ses mouvemens ; chacun des aides sera immobile à son poste, et le chirurgien opérera hardiment.

J'ai dit précédemment que les aveugles de naissance ont toujours le globe de l'œil en mouvement, ce qui peut empêcher de piquer avec sûreté; mais on remédie à cet inconvénient, soit en parlant à l'enfant, soit en fixant son attention vers la lumière.

Opération de l'Opacité laiteuse ou puriforme.

Lorsqu'on soupçonne, avant d'opérer, que l'o-
pacité sera molle ou laiteuse, on évitera de piquer
la capsule avec le crochet de l'aiguille : il vaut
mieux, s'il est possible, la détacher d'un seul trait,
et la déprimer entiérement. Ce procédé m'a souvent réussi ; mais, si on éprouve trop de difficulté
à le mettre en pratique, il faut alors déchirer la
capsule, pour en faire passer les débris dans la
chambre antérieure où s'en fera l'absorbtion par
le secours seul de la nature. Si quelques parties de
membrane restent encore adhérentes après avoir
opéré, il convient d'attendre la disparition des
symptômes inflammatoires, pour porter de nouveau l'aiguille et achever l'opération. Mais s'il
arrive que l'opacité soit fluide, ou molle, sans
l'avoir jugée telle, et qu'on ne s'en aperçoive
qu'après la capsule ouverte ; il faut alors faire
mouvoir l'aiguille en différens sens pour déchirer
et isoler la membrane, ayant soin de ne pas quitter
l'axe du cristallin ; et les débris seront, comme nous
l'avons dit précédemment, placés dans la chambre
antérieure. Nous avons dit que l'expérience nous
a appris qu'on peut promener l'aiguille dans le
corps vitré sans qu'il en résulte aucun accident ; on
ne devra donc pas s'étonner lorsqu'en ouvrant la

K

capsule, il se mêlera à l'humeur aqueuse un fluide blanchâtre qui en troublera la transparence, à peu-près comme si on versait quelques gouttes d'acétate de plomb dans un verre d'eau. Guidé par une exacte connaissance de la structure de l'œil, on exécutera avec plus de facilité les mouvemens que nous venons d'indiquer, ayant grande attention de ne point laisser en place la partie antérieure de la capsule; car ce fragment porterait obstacle à la vision.

EXTRACTION.

C'est à Wenzel père que la chirurgie oculaire est redevable du perfectionnement du couteau ou ceratotome de Lafaye, que nous employons concurremment aujourd'hui avec celui de Richter.

La lame du premier est mince, à peu-près comme une lancette, longue de vingt lignes sur deux de largeur, tranchante d'un seul côté, excepté vers la pointe, et fixée invariablement sur un manche de forme octogone. Le second, qui nous paraît tout aussi commode, n'a point les deux côtés inclinés comme le précédent. Son côté mousse est dans la direction du manche, tandis que le bord tranchant est très-oblique par rapport au bord opposé. Nous disons que ces deux instrumens sont également commodes ; et la préférence que les opérateurs donnent à l'un ou à l'autre, ne vient que de l'habitude qu'ils ont contractée de se servir, soit du couteau de Wenzel, soit de celui de Richter.

Décrivons maintenant le procédé opératoire.

Le malade étant assis, et recevant obliquement le jour comme pour la dépression, on couvre de charpie et l'on fixe avec un bandeau l'œil que l'on réserve pour le dernier, afin que ses mouvemens ne déterminent pas sympathiquement ceux de l'œil par lequel on commence l'opération. La tête est fixée, les paupières et le globe maintenu par le contentif. L'opérateur, assis ou debout, prend le ceratotome qu'il tenait entre ses lèvres ; sa position dans la main est la même que celle de l'aiguille à déprimer, la pointe vis-à-vis l'œil à opérer, et le tranchant en-bas. Il cherchera un point d'appui sur la tempe ; et, ordonnant au malade de regarder en-dehors du côté où doit se plonger l'instrument, il saisira le moment pour piquer d'une main sûre, avec la pointe du ceratotome, la cornée transparente le plus près possible de l'union de la sclérotique avec elle, à une ligne au-dessus de son diamètre transversal. On pousse la pointe obliquement, en sorte que sa face postérieure reste parallèle au plan de l'iris jusqu'à ce qu'elle soit arrivée vis-à-vis de la pupille. Alors on dirige le manche de l'instrument en-avant ; on le plonge dans la pupille, que l'on traverse pour arriver à la capsule du cristallin, qui doit être incisé sans désemparer. Puis on fait revenir le ceratotome, en suivant le même chemin qu'il avait pris pour arriver au cristallin, c'est-à-dire, en ramenant le manche vers la tempe. Alors, pour achever la section, il ne s'agit plus que de pousser en-avant dans un point diamétralement opposé à celui de son entrée, à une ligne en-dessous ; et, à mesure que le bistouri avance, cette même section se termine. Mais, comme l'opération se pratique rarement sur un seul œil, il est de règle de ne point la terminer d'un côté avant de passer à l'autre. Dans les agitations, les nausées, et même les vomissemens, qui peuvent survenir au moment où l'on incise la cornée du second œil, celui dont on aurait extrait le cristallin pourrait se vider de l'humeur vitrée ; lors donc qu'on a incisé la cornée, on interrompt cette première opération ; on fait entièrement celle du second œil ; puis on termine celle par laquelle on avait commencé ; ce précepte est de rigueur.

L'instrument étant retiré, on exerce une légère pression sur les parties supérieure et inférieure du globe de l'œil, en agitant doucement; et le cristallin ne tarde pas à s'engager dans la pupille, pour passer dans la chambre antérieure: aussitôt, à travers les lèvres de la section, on le reçoit avec une curette ou de petites pinces. On examinera ensuite avec soin si la pupille est noire; et si on aperçoit la capsule, qu'elle soit opaque ou non, il faut la saisir avec les petites pinces, et l'extraire doucement, crainte que l'humeur vitrée ne s'échappe en tout ou en partie. Si cependant il ne sort pas sur le champ, on jugera alors que la capsule a résisté au tranchant du cera-totome, et il faut introduire à travers l'ouverture faite à la cornée, une aiguille courbe telle que celle de Scarpa. On la fait entrer en présentant à l'incision le dos de la courbure, afin que la pointe regarde en-bas; car, si elle était tournée en-dessus, on risquerait d'accrocher le lambeau de la cornée. Le crochet s'introduit donc de dehors en-dedans, et un peu obliquement de bas en-haut, jusqu'à ce que la pointe soit vis-à-vis de la pupille: alors on porte en-devant ou vers le nez le manche de l'instrument, en poussant un peu en-arrière: par ce mouvement, le crochet se trouve introduit dans la chambre postérieure et tout près de la capsule du cristallin: c'est alors qu'en faisant faire un mouvement de demi-rota-

tion au manche de l'instrument, la pointe du
crochet s'engage dans la capsule, et la déchire.
Cela fait, on retire l'aiguille d'abord d'arrière en-
avant, puis de dedans en-dehors, en suivant la
même route que dans l'introduction, ayant soin
qu'à son passage par l'ouverture de la cornée,
la pointe du crochet regarde en-haut, et sa
courbure l'incision ; puis, la compression légère
du globe de l'œil ne manque pas de faire sortir le
cristallin.

DE LA KÉRATONIXIS.

Le plus grand reproche qu'on ait fait à la
dépression par la méthode ordinaire, est celui
d'exposer le malade à la piqûre des nerfs et
des vaisseaux ciliaires. Il est des auteurs qui
ont cru, qu'en prenant une autre route, et en
évitant la lésion de ces parties, on échapperait
aux hémorragies, aux douleurs et aux inflammations qui accompagnent quelquefois la
dépression. Buchorn, en Allemagne, dans un
mémoire intitulé : *de Keratonixide*, a proposé
de pénétrer avec une aiguille presque droite,
par la partie inférieure de la cornée, et d'aller,
à-travers l'ouverture de la pupille, saisir le
cristallin et sa capsule, pour le déprimer hors
de l'axe de la vision.

Cette opération, dont l'invention première est due a Buchorn, fut exécutée à Gœttingen, par Langenbeck. En France, M. Montain chirurgien - major de l'hôpital de la Charité, à Lyon, publia, à-peu-près vers le même temps, le même procédé opératoire sous le nom d'*abaissement antero - postérieur*. Les avantages que ces auteurs attribuent à cette méthode, sont : 1.° d'éviter la lésion des nerfs et des vaisseaux; 2.° de ne percer d'autres parties, que la cornée transparente. M. Montain trouve encore celui de pouvoir opérer sur les deux yeux avec la main droite; avantage de peu d'importance pour les hommes déjà exercés, mais qui peut être utile aux commençans.

Buchorn, et ceux qui, après lui, ont parlé du même procédé, ont caché, avec soin, un inconvénient grave de cette méthode, et qui suffit, selon moi, pour la faire rejeter.

Quand l'œil est saisi par la partie inférieure de la cornée, c'est-à-dire, à peu près vers le milieu de la portion antérieure du globe, il est impossible à l'opérateur de le fixer comme, lorsque l'aiguille est enfoncée sur la partie latérale et vers le grand angle : conséquemment, le globe, en proie à une extrême mobilité, s'agite dans toutes les directions, ce qui nuit

K 4

singuliérement à l'exécution et au succès de l'opération. Ajoutons encore , qu'il est impossible de déprimer le cristallin en en-bas, à cause de la direction de l'aiguille et du lieu par où elle est entrée ; et qu'il faut, conséquemment, pousser ce corps sur les parties latérales, d'où il peut revenir avec plus de facilité. Quoi qu'il en soit, nous croyons devoir tracer, en quelques mots, la manière dont les auteurs déjà cités exécutaient leur procédé.

Buchorn, ou plutôt Langenbeck, après avoir dilaté la pupille, au moyen de l'extrait de belladona , abaissait avec deux doigts la paupière inférieure ; puis, tenant de l'autre main son aiguille , comme dans la dépression , il pénétrait à travers la cornée et dans l'endroit indiqué ; alors il allait déchirer la capsule, saisissait le cristallin, et le poussait de côté, dans l'épaisseur de l'humeur vitrée.

Le docteur Montain faisait asseoir le malade , se plaçait derrière lui ; puis, lui renversant la tête contre sa poitrine, il abaissait avec le pouce de la main gauche, la paupière inférieure; et, portant son aiguille avec la main droite , il achevait l'opération comme Buchorn et Langenbeck.

Lorsque l'opacité est molle ou liquide, dans

l'impossibilité de déprimer le cristallin, on doit déchirer sa membrane capsulaire avec soin, en détacher tous les lambeaux, diviser la substance pulpeuse du corps lenticulaire en tous sens, et la broyer, pour ainsi dire ; on doit faire peu de cas des craintes que manifestent les auteurs sur la désorganisation de l'humeur vitrée ; on doit donc agiter hardiment les portions de capsule et de cristallin au milieu de cet organe ; on n'en obtiendra que plutôt l'absorbtion.

Il est aussi une opération qui n'existe qu'en projet, et que Bell a cependant exécutée avec succès sur les animaux. C'est celle d'inciser la sclérotique dans sa partie supérieure ou même inférieure, mais toujours parallèlement à la circonférence de la cornée, et à quelques lignes de distance de celle-ci. Par cette ouverture, on retire le cristallin et sa capsule. Mais, outre la difficulté d'enlever tout le siége de l'opacité, on doit encore craindre la contraction du tissu de la sclérotique, et la sortie d'une grande partie de l'humeur vitrée, ce qui entraînerait nécessairement la perte de l'œil.

Doit-on opérer un seul œil, ou tous les deux à la fois ?

Est-il plus avantageux d'opérer un œil, et d'attendre sa guérison pour entreprendre l'autre ?

ou convient-il de pratiquer l'opération sur tous les deux en même temps ? Scarpa est du premier avis. Suivant cet illustre auteur, le retard n'apporte au total qu'une petite différence de temps dans la guérison des deux yeux. Il a souvent observé que les symptômes qui accompagnent la seconde opération, soit au même œil, soit à celui qui n'a pas encore été opéré , sont toujours moins intenses que ceux de la première, ce qui provient sans doute de la tranquillité morale du malade, qui connaît le peu de douleur que cause la dépression , et est rassuré sur ses suites. Peut-être aussi, continue le même professeur , les yeux, dont l'un a déjà éprouvé la piqûre de l'aiguille, y deviennent-ils moins sensibles.

Suivant Demours, la double opération est plus avantageuse à celui qui l'exécute ; car elle augmente pour lui la chance de rendre la vue au malade ; et, s'il est encore peu sûr de sa main, il met toujours sa réputation à l'abri ; car il est rare que dans une opération si simple, lorsqu'elle est faite suivant les règles de l'art, le chirurgien ne réussisse pas au moins sur un œil. Mais, quant aux avantages relatifs au malade, il est également d'avis qu'il est plus convenable de n'opérer qu'une seule opacité , par la raison qu'en pratiquant la dépression sur les deux yeux

à la fois , on doit redouter les accidens consé-
cutifs ; lesquels, bornés pendant quelques jours
à l'un de ces organes , peuvent ensuite affecter
l'autre sympathiquement.

Pour moi, je ne me suis jamais arrêté à toutes
ces objections , lesquelles me semblent exister
plus en théorie qu'en pratique. J'ai opéré indis-
tinctement un seul œil ou tous les deux à la
fois , sans avoir remarqué, dans les suites de
l'opération , des différences capables d'appuyer
les diverses opinions ci-dessus citées. Et, s'il est
quelques malades chez lesquels l'opinion de
Scarpa et de Demours puisse prévaloir, ce ne
peut être que chez ceux qui sont attaqués des
vices siphilitiques , scrophuleux, arthritiques, etc.;
ceux sujets à quelques maladies cutanées, ou qui
s'adonnent à la boisson.

DU TRAITEMENT CONSÉCUTIF.

Le traitement consécutif des différentes opérations que nous venons de décrire, consiste à
empêcher le trop prompt accès des rayons lumineux dans l'œil. On pourrait peut-être croire que
la lumière est supportable, si l'on ne jugeait que
d'après les sensations du malade au moment de
l'opération, car alors il la supporte assez bien;

mais il ne faut point s'abuser par cette facilité
apparente, puisqu'aussitôt que l'irritation est survenue, l'œil ne peut plus souffrir le jour, et reste
en cet état quelquefois pendant une semaine.
C'est donc à cette époque qu'il faut éviter ce
qui tend à augmenter l'irritation de tout le système, irritation qui ne manquerait pas de se porter sur l'œil, et de causer des accidens fâcheux.
Il est essentiel sur-tout, de lui tempérer autant
que possible les diverses affections morales qu'il
peut éprouver en revoyant les personnes qui lui
sont chères.

Après l'opération, on couvre les yeux du
malade avec une compresse double qui fait le
tour de la tête et se fixe au bonnet; puis une
autre qui, passant sous le menton, a ses deux
bouts qui se croisent au sommet de la tête,
pour aller ensuite s'attacher à la compresse circulaire, l'un sur le front, l'autre à l'occiput. On
le conduit doucement dans son lit, qui doit,
autant que possible, être dans une alcove, dont
tous les rideaux, ainsi que ceux des croisées,
seront fermés; là, on le couche lentement et sans
secousses, de crainte que le cristallin ne remonte;
mais au bout de 24 heures, s'il n'est pas remonté,
il ne reparaîtra plus; car ce corps, pour s'enfoncer dans l'humeur vitrée, ayant dû nécessaire-

ment percer les cellules de l'hyaloïde, cette
membrane se resserre ensuite sur lui, se cica-
trise, et maintient le cristallin dans une position
d'où il lui est impossible de sortir. On prescrit
un calmant, et l'on fait attention si les fonctions
alvines se font bien. Deux heures après l'opération, on pratique une saignée qui doit être
proportionnée à l'âge, aux forces et au tempérament du sujet. Comme cette saignée a pour but
de diminuer la pléthore, on devra la réitérer si
l'inflammation ne s'est pas dissipée à la première;
et, si, malgré ces précautions, on s'aperçoit que
les paupières et la conjonctive prennent une
teinte rougeâtre, avec tuméfaction, il faut alors
appliquer quelques sang-sues autour de l'œil,
ce qui suffira pour dissiper les symptômes.

Une diète sévère est de rigueur, sur-tout au
commencement, qu'il ne faudra permettre au
malade que l'usage du bouillon et des boissons
rafraîchissantes; je préfère à toutes l'eau rougie
avec un peu de bon vin, quels que soient son âge
et ses forces; cependant on peut donner aux
vieillards une petite soupe au bout de 24 heures.

Le lendemain, et les jours suivans, on aura
soin, matin et soir, d'abaisser la paupière inférieure (en prenant garde de toucher au globe
de l'œil), pour empêcher que les paupières ne

s'agglutinent par l'accumulation de la chassie ;
et, en même temps, pour voir si la conjonctive
n'est pas enflammée. L'inflammation qui survient
dans les deux ou trois premiers jours, se nomme
primitive, et elle n'exige que le traitement ordinaire de l'inflammation ; mais celle qui survient
au bout de huit jours, est une inflammation secondaire, dont la guérison est très-difficile. Quelquefois il arrive que l'inflammation de la conjonctive est si forte, que son gonflement menace
d'étrangler la cornée transparente, par la cons-
triction qu'elle lui fait éprouver ; pour faire cesser
un symptôme aussi urgent, il faut, avec des
ciseaux courbes sur leur plat, exciser une partie
des petits vaisseaux phlogosés, ou même de la
conjonctive, afin de dégorger les vaisseaux, en
faisant une espèce de saignée locale. Quand, à
travers la cornée transparente, on s'aperçoit que
l'inflammation ne s'est pas propagée à l'intérieur
de l'œil, on peut prononcer qu'il n'y a pas de
danger, et continuer le traitement ordinaire, dont
la suite n'exige que l'application des émolliens,
tels que l'infusion de feuilles de mauve ou de
laitue, qui, en entretenant une chaleur douce et
humide, tient les fibres dans un état de relâche-
ment favorable, prévient l'éréthisme, et dissipe
les premiers symptômes de l'inflammation. Mais

si cette inflammation est plus intense, qu'on s'aperçoive qu'elle s'est propagée dans l'intérieur de l'œil, et que l'humeur aqueuse en est troublée, le cas est alors des plus graves, et, sans les prompts secours de l'art, la perte de l'organe est assurée. Outre les moyens anti-phlogistiques déjà cités, on insistera sur les saignées copieuses et réitérées du pied, un large vésicatoire à la nuque, quelques lavemens, des bains de pieds, et l'application de topiques émolliens sur l'œil malade.

Chez les personnes qui se laissent facilement maîtriser par la crainte, il peut survenir des vomissemens quelque temps après l'opération ; mais on ne doit pas s'en alarmer, puisqu'un ou deux lavemens anodins suffisent pour les arrêter.

Quand tous les accidens seront dissipés, et qu'il n'y aura plus de symptômes à combattre, on permettra au malade de revoir peu-à-peu la lumière ; on augmentera, par gradation, le jour de son appartement, ainsi que sa nourriture, laquelle sera végétale autant que possible. Afin de tempérer l'éclat des rayons lumineux, il devra porter, pendant les premiers mois, un abat-jour doublé de noir, et fera choix d'une paire de lunettes à verres convexes, pour remédier à l'absence du cristallin ;

et , comme le degré de convexité est variable
et toujours relatif à la construction de l'œil, c'est
au malade à en choisir lui-même le numéro.

De l'Absorbtion du Cristallin , volontaire ou accidentelle.

Les partisans de la méthode par extraction
nient l'absorbtion du cristallin ; cependant rien
de mieux prouvé que sa dissolution dans l'humeur aqueuse ; dissolution dont la rapidité
est toujours relative au plus ou moins de consistance de la lentille, et à la manière dont on
a détaché la membrane. Les anciens avaient
bien reconnu l'absorbtion des parties opaques
laissées dans l'œil après l'opération ; ils recom-
mandent de ne point fatiguer le malade pour
extraire les portions de membranes restées après
la sortie du cristallin, parce que ces débris se
précipitent au-bas de la pupille, s'y dissolvent,
et l'œil recouvre sa clarté première.

Pott , dans ses Œuvres Chirurgicales , dit
qu'ayant à opérer , par abaissement, une cataracte molle, il se détermina à déchirer la capsule et à broyer le cristallin ; il réitéra , dans
la suite, le même procédé, dont le succès était
toujours plus prompt quand il parvenait à faire

passer

passer les morceaux de cristallin ou de capsule
dans la chambre antérieure. Là, ils s'y dissol-
vaient par degrés, sans occasionner ni inflammation, ni douleur.

Le docteur Demours, Saint - Yves, Tenon,
Wenzel, le docteur Guillé, et les principaux
professeurs de France, citent tous des observations qui confirment l'absorbtion du cristallin
et de ses annexes. Le célèbre Scarpa est encore
un de ceux dont le témoignage ne peut être
contesté. Il cite l'autopsie cadavérique de trois
individus, le premier mort un an après avoir
été opéré par dépression; le cristallin se trouva
enfoncé dans l'humeur vitrée, et réduit aux trois
quarts de sa grosseur ordinaire.

Les deux autres étaient morts trois ans environ
après l'opération; les cristallins déprimés, furent
trouvés réduits à la grosseur d'une tête d'épingle.

J'ai souvent rencontré dans mes voyages, des
hommes de l'art qui ne voulaient point croire à
une semblable dissolution. Pour les convaincre,
j'opérais en leur présence; et, faisant passer les
lambeaux de l'opacité dans la chambre antérieure,
je leur fournissais une preuve d'autant plus évidente, que ces Messieurs pouvaient suivre et examiner les progrès de l'absorbtion, chez les malades que j'étais dans le cas d'opérer *gratis*, dans

L

les hospices et en ville. Plusieurs convenaient
alors de bonne foi , n'avoir combattu l'opinion
que je défendais , que parce que n'ayant jamais
vu opérer par dépression , ils n'avaient pu se
convaincre de la possibilité de l'absorbtion.

Lorsque les débris ou flocons de l'opacité ont
été introduits dans la chambre antérieure , et dé-
posés derrière la cornée transparente , ils prennent d'abord la couleur puriforme , se changent
en une espèce de pâte , et se fondent peu-à-peu
dans l'humeur aqueuse , d'où ils disparaissent
enfin totalement sans laisser aucune trace de
leur existence. Pendant cette absorbtion , qui se
fait en plus ou moins de temps, selon la consistance des morceaux de cristallin et de capsule ,
le malade n'éprouve aucune douleur , sur-tout ,
quand le cristallin est brisé ou dans un état de
fluidité derrière la pupille, où il figure alors une
apparence d'hypopion (1). Si, cependant, on

_____

(1) Il est prouvé en physiologie, que plus un corps étranger
au milieu des parties vivantes présente de surface relativement à sa masse , plus sa destruction par les absorbans est
facile et prompte. Scarpa a profité de la connaissance de cette
loi , et a conseillé de diviser le cristallin et sa capsule pour rendre
les points de contact avec les absorbans plus multipliés. C'est
la base de sa méthode. (*Traité de l'opération de la cataracte*
Paris 1812.)

avait l'imprudence de faire passer dans la chambre antérieure la lentille opaque en son entier, la douleur et l'inflammation seraient inévitables.

L'absorbtion se fait toujours plus promptement dans la chambre antérieure que dans la postérieure ; c'est sans doute en raison de la plus grande quantité d'humeur aqueuse qui existe dans la première.

D'après ce que nous venons de dire, l'on voit avec quelle facilité s'opère l'absorbtion du cristallin et de ses annexes quand la dépression en est faite suivant les préceptes de l'art. Il est encore des cas où, sans le secours de l'opération, la lentille cristalline et son enveloppe peuvent s'abaisser et se dissoudre spontanément. Beaucoup d'auteurs qui ont écrit sur les maladies des yeux en citent des observations, dont je vais rapporter quelques-unes.

La première, insérée dans le journal de Paris du 13 février 1818, est du docteur Guillé; voici comment il s'exprime :

« Le nommé Richardot, militaire de l'Hôtel » des Invalides, était aveugle depuis huit ans » par suite d'une opacité cristalline ; il vient de » recouvrer la vue à la suite d'une violente » céphalalgie qui a duré cinq jours. »

L 2

Une seconde observation est de M. Demours. Cet oculiste dit avoir connu un homme qui avait l'œil droit cataracté depuis 14 ans, et auquel la lumière fut rendue à la suite d'un violent accès de fièvre. Cet événement arriva pendant la nuit ; et il ne fut pas peu surpris, lorsqu'en se réveillant le matin, il put distinguer l'enseigne d'un marchand de vin, placée vis-à-vis de sa fenêtre. L'œil gauche était fondu depuis 22 ans.

Saint-Yves rapporte avoir vu un abaissement spontanée du cristallin opaque, chez M. Barthelemy, doyen de la chambre des comptes. Ce vieillard était âgé de 70 ans.

Palucci cite deux faits semblables au précédent. (1)

M. le professeur Boyer (2) a vu aussi plusieurs personnes cataractées recouvrer subitement la vue par la chûte spontanée du cristallin. Enfin, Wenzel, Tenon, Janin, etc., citent tous quelques observations qui attestent le déplacement et l'absorbtion dont nous parlons.

Dans le cas où l'altération du cristallin est fluide ou purulente, comme cela arrive très-souvent chez les jeunes sujets, la dissolution de la len-

---

(1) Palucci, *Méthode d'abattre la cataracte*, page 150.

(2) Boyer, *Traité des maladies chirurgicales*, tome 5, p. 506

tille peut avoir lieu; mais alors la capsule reste
en place, forme obstacle à la vision, et l'aiguille
est la seule ressource qui reste pour désobstruer
le passage des rayons lumineux. Mais si l'opacité est dure, le déplacement pourra, en s'opé-
rant, entraîner le cristallin et sa capsule tout
ensemble. Dans ce dernier cas, on a vu ces corps
passer dans la chambre antérieure; et Tenon dit
que chez M. Turgot, académicien, le cristallin
avait passé et repassé d'une chambre à l'autre;
qu'enfin il finit par se fixer dans la chambre
antérieure, où il détermina de la gêne, une irritation considérable, et le dérangement des facul-
tés intellectuelles.

Il est très-rare que le cristallin passe dans la
chambre antérieure sans que ce déplacement ait
été occasionné par quelques secousses violentes,
comme une chute, des coups qu'un malade dans
le délire pourrait se donner à la tête, etc. M. le
docteur Faure, que j'ai connu dans mes voyages,
m'a assuré avoir fait l'extraction d'un cristallin
passé dans la chambre antérieure à la suite
d'une chute de cheval que fit un docteur des
environs de Coblentz. Feu M. Demours père,
rapporte également un fait analogue, à la fin du
tome premier de sa traduction des essais et observations de médecine de la société d'Edimbourg;

L 3.

et j'en citerai moi-même quelques-uns dans les observations qui me sont particulières.

Parallèle des deux Méthodes Opératoires.

Les partisans de chaque méthode, ont beaucoup écrit pour prouver l'excellence de celle qu'ils avaient adoptée. En France, on a presque par-tout abandonné l'opération par extraction, pour celle par dépression, qui, quoique plus ancienne, n'est pas la moins avantageuse.

La discussion qui s'est élevée entre les opérateurs, pour décider quelle était la méthode plus facile à exécuter, me paraît fondée d'abord sur l'habitude et la dextérité de chacun d'eux. Ainsi, nous ne doutons pas que, sous le rapport de la facilité, Scarpa ne donne la préférence à la dépression, tandis que Wenzel et ses disciples pencheraient pour la méthode par extraction.

Les inconvéniens de la dépression sont : 1.e, que le sang peut arrêter l'opérateur, en coulant des vaisseaux de l'iris dans les deux chambres, et lui empêchant de voir le succès de sa manœuvre. 2.e Le cristallin peut se trouver très-dur, et ne pouvoir être saisi par l'aiguille, qui, dès-lors, glisse sur sa surface, et ne peut parvenir à l'enfoncer. 3.e La membrane cristalline peut être opaque, le cristallin peut se briser en plusieurs morceaux, et la dépression de toutes ces parties devient une opération difficile. 4.º L'aiguille perce la rétine, et, enfin, lorsque le cristallin est fixé dans l'humeur vitrée, il arrive souvent qu'il remonte, et produit une opacité secondaire. On conçoit que ces inconvéniens sont de peu d'importance; le cristallin durci se déprime encore avec assez de facilité; la cataracte fluide s'absorbe très-rapidement; le sang épanché dans les chambres disparaît en quelques jours, et permet, s'il est nécessaire, de répéter une opération qui n'effraie plus le malade. Il suffit de détacher les lambeaux de la capsule, pour que leur absorption s'opère; il n'est pas nécessaire qu'ils soient déprimés et enfoncés dans l'humeur vitrée. Quant au reproche que l'on fait à l'aiguille de percer la rétine, l'expérience a démontré que la douleur et l'inflammation étaient moins fréquentes encore que dans l'opération par extraction; enfin, lorsque le cristallin est parfaitement déprimé, on n'a pas à craindre sa réascension. J'ai cherché plusieurs fois à le faire remonter, en faisant marcher, sauter et courir les malades; et jamais, je n'ai pu rencontrer ce phénomène.

Voyons maintenant les accidens de l'extraction, et s'ils sont d'aussi peu d'importance.

L 4

1.º La section incomplète de la cornée, ne pouvant permettre la sortie du cristallin, oblige l'opérateur de presser fortement sur le globe oculaire, ce qui l'expose à vider l'œil, ou le force de diviser le cristallin, pour l'extraire à l'aide de la curette.

2.º La lésion de l'iris : lorsque le premier temps de l'opération n'est pas fait avec habileté, ou si l'instrument ne remplit pas exactement l'ouverture qu'il a faite à la cornée, l'humeur aqueuse a le temps de s'échapper, et l'iris vient se présenter au tranchant du couteau.

3.º Le décollement de l'iris : lorsque l'ouverture pupillaire est fort rétrécie, il est à craindre que les pressions faites pour déterminer sa sortie, ne détachent cette membrane dans quelques points de sa circonférence.

4.º La sortie d'une portion de l'humeur vitrée est un accident très-commun.

5.º L'évacuation totale de l'humeur vitrée peut arriver, pendant l'opération, par la mal-adresse de l'aide, et, d'autres fois, quelques heures après.

6.º Et enfin, les accidens consecutifs sont l'inflammation et ses suites; la fièvre, le staphylôme, l'hémorragie, l'exubérance du globe oculaire, et l'hypopion.

D'après cet exposé, et quels que soient les

moyens de prévenir ou de remédier à ces accidens, il paraît qu'ils sont plus graves que ceux
de la dépression. En outre, on peut dire encore
en faveur de cette dernière méthode, qu'elle est
praticable dans toutes les circonstances, là même
où l'extraction est absolument impossible. Par
exemple, quand l'œil est extrêmement mobile,
comme dans les aveugles de naissance; quand la
cornée est très-petite; quand elle est couverte de
cicatrices, qui font craindre une inflammation de
mauvaise nature après sa section, et une opacité
absolue; enfin, quand l'ouverture pupillaire de
l'iris est petite, ou que les paupières sont atteintes
d'une maladie qui empêche de les relever.

La conclusion naturelle que nous devons tirer
de ce parallèle, c'est que la méthode par dépression est, indépendamment de l'habileté de l'opérateur, celle à laquelle la préférence est justement
due. Ce jugement, dicté jusqu'à présent par la
théorie, prendra un nouveau degré de certitude
lorsque nous publierons les succès que notre
méthode favorite a obtenus.

OBSERVATIONS.

AVANT de terminer cet Ouvrage, nous devons tracer quelques observations des différentes espèces d'opacités, et des moyens par lesquels nous en avons obtenu la guérison. Notre intention, en cela , est de mieux faire connaître au lecteur toutes les modifications du procédé que nous avons préconisé; et, en même temps, de lui faire part de quelques faits curieux et isolés, qui ne pouvaient entrer dans le corps de cet ouvrage.

Iʳᵉ. OBSERVATION.

Le 5 mars 1813, j'opérai , à l'hospice des pauvres aveugles de Louvain , la nommée Thérèse Van , de Stven , âgée de 73 ans , affectée depuis 5 ans de deux opacités cristallines.

L'œil gauche fut opéré le premier. L'opacité étant laiteuse, l'humeur aqueuse se troubla lorsque l'aiguille ouvrit la capsule ; mais je n'en continuai pas moins l'opération , qui fut terminée par le passage dans la chambre antérieure , de la plupart des fragmens laiteux ou capsulaires.

L'opacité de l'œil droit , paraissant également de nature laiteuse ; je cherchai à déprimer le cristallin et sa membrane, sans déchirer cette dernière. A cet effet, ayant passé mon aiguille entre l'iris et la capsule, je détachai le tout. La dépression eut lieu, et la réussite fut complette.

2me. OBSERVATION.

L'opération par dépression n'est ordinairement suivie d'aucun danger, et se guérit en peu de temps, souvent sans inflammation ni traitement consécutif.

Une femme de 58 ans, logée chez la nourrice du prince des Asturies, à Burgos, avait depuis 4 ans, les yeux attaqués d'opacité cristalline. Je l'opérai en septembre 1803. L'opération ne fut suivie d'aucun accident. A peine me donna-t-elle le temps de panser ses yeux. Cette femme partit 4 jours après pour son village, situé à 4 lieues de Burgos ; et, au bout de 20 jours, j'appris qu'elle voyait très-bien.

3me. OBSERVATION.

Dans la même ville, et à la même époque, j'opérai Jacques-Decvit, âgé de 46 ans, et aveugle de naissance. Cet homme était un mendiant, logé près de mon hôtel. Ses yeux étaient d'une mobilité extrême, et si enfoncés dans leur orbite

qu'au premier moment je les crus atrophiés ;
mais en l'examinant plus attentivement, j'observai
que la pupille était susceptible de mouvement;
on voyait au-travers une espèce de flocon blanchâtre, reste du cristallin dissous et dégénéré en
substance très-légère. J'opérai sur l'un et l'autre
œil, en détachant la capsule dans toute la circonférence du cercle ciliaire pour la déprimer,
ensuite dans le corps vitré.

L'opération fut heureuse, et les symptômes
inflammatoires légers. Les premiers jours, ce que
je lui montrais paraissait tout blanc. Le sixième,
je lui découvris les yeux en partie, ne lui laissant qu'une compresse volante, au moyen de laquelle il pouvait voir en-dessous. Peu-à-peu il
commença à distinguer les objets. Le neuvième
jour il vint chez moi, et remarquait avec plaisir
une robe de mérinos écarlate, que portait mon
épouse ; il préférait cette couleur à toute autre.
Enfin sa vue se perfectionna de plus en plus ; et
4 ans après je le vis à Gand, où il n'eut pas de
peine à me reconnaître.

4me. OBSERVATION.

M. Duchange, de Lille, se trouvant à la chasse
avec un de ses amis, fut atteint d'un plomb

qui pénétra dans l'intérieur de l'œil. Appelé peu de temps après cet accident, je m'adjoignis M. le docteur Cavalier; nous reconnûmes tous deux que le plomb, après avoir percé la sclérotique, et les autres enveloppes du globe, du côté du petit angle, à deux lignes de la cornée transparente, avait pénétré dans l'intérieur de l'organe, et s'était probablement logé dans le corps vitré; l'humeur aqueuse sortait par l'ouverture faite à la sclérotique.

Le danger paraissait évident, puisque tout portait à craindre la fonte de l'organe par suite de la suppuration.

Une forte saignée fut ordonnée sur-le-champ, et réitérée le lendemain: application de six sangsues aux paupières, à l'angle externe, et à la veine angulaire; cataplasme émollient sur l'œil, lavemens simples, tisane de chiendent acidulée, et diète sévère. Ce traitement, qui dura un mois, obtint le plus heureux succès; le malade conserva son œil, qui, faible quand il commença à s'en servir, reprit bientôt sa force ordinaire.

Trois ans après cet événement, M. Duchange sentit, en se mouchant, un grain de plomb tomber par la narine, du côté de l'œil blessé; ce qui me fit présumer que ce corps, ayant pénétré du côté du grand angle, était descendu peu-à-peu, entraîné par son propre poids, ainsi qu'il arrive souvent quand des balles qui ont pénétré dans notre intérieur, après avoir échappé aux recherches les plus scrupuleuses des chirurgiens, se font jour, et sont expulsées par les seules forces de la nature.

Cette observation combat, ce me semble, avec avantage les préjugés de certains auteurs qui prétendent que le cristallin, logé dans l'humeur vitrée, en devenant corps étranger, doit nécessairement occasionner une inflammation ; mais c'est une erreur; le corps vitré, ainsi que nous l'avons dit dans notre Ouvrage, est dépourvu de toute sensibilité ; et c'est la raison pour laquelle le plomb de M. Duchange a pu se conserver dans l'œil, sans l'incommoder.

5me. OBSERVATION.

En 1812, à l'hôpital de Cologne, et en présence de MM. Hensay, Braque et Picard, tous trois attachés audit hôpital, j'opérai plusieurs individus, entr'autres, la femme Gertrude Schumaker, âgée de 77 ans, et affectée d'opacité cristalline molle depuis 4 ans. La capsule fut déchirée, et brouillée avec le cristallin opaque. La plus grande partie des fragmens passa dans la chambre antérieure, où tout fut absorbé dans l'espace de trois semaines.

6me. OBSERVATION.

Au mois d'août 1812, étant à Dusseldorff, je vis le nommé Jean-Pierre Schmitz, âgé de 50 ans, cataracté depuis 18. La pupille avait peu de mouvement ; cependant, il distinguait les couleurs les plus vives. Comme le cristallin ondoyait dans sa capsule, j'observai aux assistans que ces sortes d'opacités appelées *branlantes* par les anciens, étaient ordinairement compliquées. En effet, l'opération fut sans succès.

7me. OBSERVATION.

L'enfant de M. Degrelle, négociant à Valenciennes, âgée de six ans était aveugle depuis l'âge de deux ans et demi ; l'opacité du cristallin et de sa capsule était commune aux deux yeux. Son père me l'amena à Lille, pour y être opérée. C'était au mois d'avril 1810. Je fis l'opération par dépression ; mais la petite malade étant indocile, je ne pus que déprimer les cristallins, et laissai les débris de membrane capsulaire, que je n'aurais pu saisir sans courir le risque de lui blesser les yeux. Je terminai là l'opération *pour cette fois*. Quinze jours après, les symp-

tômes inflammatoires étant dissipés , je reportai
mon aiguille dans les deux yeux. Mais , comme
l'un d'eux avait la chambre antérieure très-petite ,
elle ne put contenir tous les débris , et je fus
encore obligé *pour la seconde fois* , de laisser
l'organe en cet état, jusqu'à la fonte de ces mêmes
débris dans l'humeur aqueuse , et la cessation
de l'inflammation, ce qui eut lieu deux mois après,
que des opérations m'appelèrent à Valenciennes.
Alors , et *pour la troisième fois* , j'introduisis de
nouveau l'instrument , je détachai ce qui restait
de la capsule , et le fis passer dans la chambre
intérieure, comme j'avais fait précédemment. Au
bout de quelque temps la malade voyait fort bien
de ses deux yeux.

Cette observation prouve que , si l'on est quelquefois obligé de recommencer plusieurs fois le
procédé par dépression , au moins , il n'est pas
douloureux , puisqu'une petite fille de six ans
l'a subi trois fois sans inconvéniens.

8me. OBSERVATION.

Au mois d'août 1812 , me trouvant à Dusseldorff , j'opérai un petit garçon âgé de six ans ,
nommé Beller. Cet enfant, cataracté de naissance
était très-indocile et l'opération n'aurait eu

aucun

aucun succès, si M. le docteur Schmigd, mon ami, ne se fût rendu maître des mouvemens de Beller, dont il contint la tête avec adresse et fermeté. Je fis passer différens morceaux de capsule dans les chambres antérieures; mais, trois jours après, en levant l'appareil, je les trouvai entiérement remplies des débris que j'avais laissés dans les chambres postérieures, et qui avaient changé de place, emportés par le courant de l'humeur aqueuse. Un mois suffit pour l'entière absorbtion; et un jour, en me promenant avec M. le docteur Naglée, professeur à l'hôpital militaire, et mon ami, nous trouvâmes cet enfant jouant avec d'autres; et, lui ayant jeté une petite pièce de dix centimes, il la ramassa avec promptitude et sans tâtonner.

9me. OBSERVATION.

A la même époque, Paul Damhem, cultivateur dans la commune de Woringe, département de la Roer, me fut amené par son frère à Dusseldorff. Il était cataracté depuis long-temps. Je l'opérai; mais 48 heures après il survint une inflammation considérable, qui nécessita quatre saignées copieuses en deux jours, outre l'application des sangsues aux paupières, ce qui ne put empêcher la perte d'un œil, qui fut frappé d'amaurose.

M

10ᵉ· OBSERVATION.

Le 13 juin 1818, allant de Valenciennes à
Lille, je changeais de chevaux à Orchies, lorsqu'un vieillard, aveugle depuis nombre d'années,
se présenta pour demander l'aumône. Je l'examinai; et, ayant reconnu deux opacités cristallines, je lui fis la proposition de l'opérer. Il y
consentit avec joie. L'opération fut faite dans une
chambre que la maîtresse de la poste voulut bien
prêter. Le succès fut complet. Je lui laissai, en
partant, une instruction imprimée, pour son traitement, et lui recommandai de s'adresser au
chirurgien du lieu pour avoir les soins nécessaires. Je repassai dans le même endroit quatre
jours après, et ne fus pas peu surpris lorsque je
le rencontrai dans la rue, se promenant sans
bandeau, et sans aucune inflammation.

11ᵐᵉ. OBSERVATION.

Dans le courant de juillet 1818, Léopold-
Joseph Pierson, âgé de 45 ans, de Tournay,
duché de Luxembourg, vint me consulter à
Sédan. Il me dit qu'il y avait environ six mois
qu'ayant reçu un coup sur la tête, il lui survint
une violente ophtalmie que les remèdes et les
collyres de quelques chirurgiens de campagne

ne firent qu'exaspérer. En résultat, l'œil droit fut désorganisé; et le gauche, après la disparition des symptômes inflammatoires, ne permit au malade qu'une vue confuse et presque nulle quand il faisait du soleil. Après avoir attentivement examiné cet œil, je le trouvai dépourvu de cristallin et d'iris; ce dernier accident très-remarquable, car à peine en apercevait-on gros comme le noir de l'ongle, près de la réunion de la cornée avec la sclérotique, tandis que je ne pus apercevoir le manque du cristallin que par l'expérience suivante.

Je pratiquai un trou dans une carte, et l'ayant placée devant son œil, il me dit voir beaucoup mieux. Lui ayant donné un livre, il ne put lire, même les gros caractères. Après quelques réflexions, j'observai à M. le docteur Dalchet, qui était présent à presque toutes mes opérations, que sans doute le cristallin et sa capsule n'existaient pas, et qu'ils avaient indubitablement été dissous et absorbés. Le fond de l'œil était noir, sans aucune altération. Nous nous assurâmes encore davantage de la vérité, en plaçant au malade un verre à cataracte, recouvert dans toute sa circonférence de taffetas d'Angleterre, et laissant une assez large ouverture au centre. Par ce moyen, Léopold se mit à lire couramment, même le *cicero*. J'ai placé à cet

M 2

individu un cristallin et une iris artificiels extérieurs.

12me. OBSERVATION.

Dans le courant de 1816, un père conduisit
chez moi, à Lille, son fils, qui depuis quinze
jours avait été frappé sur l'œil droit par un autre
enfant. Je reconnus que le cristallin avait passé,
en partie, dans la chambre antérieure, et qu'il
était divisé en lambeaux, comme si on l'eût dé-
chiré avec l'aiguille; il était déjà dans un état de
macération. Comme les symptômes inflammatoires étaient très - intenses, je les combattis par
le traitement anti-phlogistique; et, ayant conseillé
au père de laisser agir la nature, effectivement,
deux mois après il ne restait plus dans la chambre
antérieure que quelques légers débris, qui ne
nuisaient aucunement à la vision.

13me. OBSERVATION.

M. François, âgé de 45 ans, demeurant à la
Bassée, département du nord, vint me trouver à
Lille. Ce Monsieur, d'un tempérament sanguin,
était affecté d'opacités cristallines, avec ophtalmie chronique des paupières. Après avoir maîtrisé
cette dernière maladie par les boissons délayantes

et les collyres, je pratiquai la dépression. Deux
jours après, survint une assez forte inflammation,
qui fut combattue par les anti-phlogistiques. Au
bout d'un mois, l'œil gauche était rétabli; mais
le droit avait la pupille obstruée par des flocons
de membrane, dont je me proposai de débarrasser
l'œil aussitôt que les restes de phlogose seraient
dissipés. En conséquence, j'engageai M. François
à s'en retourner chez lui, en lui faisant promettre
de revenir dans quelque temps, pour achever
l'opération. Mais la nature n'eut pas besoin de
mon secours pour achever la guérison; car, deux
mois après, étant allé dîner chez lui, je fus agréa-
blement surpris de trouver son œil entièrement
rétabli, et l'absorbtion complète.

14ᵐᵉ· OBSERVATION.

Don Modeste de Viana, aumônier d'honneur
du roi d'Espagne, à Grenade, fut opéré par extraction d'une opacité à l'œil gauche. C'était en
avril 1806; l'opération fut faite par un chirurgien
espagnol, qui, après avoir ôté le cristallin, laissa
la capsule en place : il en résulta une opacité
membraneuse secondaire; l'œil droit éprouva
bientôt, à son tour, une opacité cristalline, et c'est
alors qu'il vint me consulter. Je déprimai cette der-

nière, comme de coutume, et passai ensuite à
l'œil gauche, dont la capsule, étant très-épaisse,
se détacha toute entière. Je tentai alors de la déprimer dans l'humeur vitrée, ce qui me réussit
parfaitement; la guérison fut prompte, et il n'y
eut presque pas d'inflammation.

Cette observation prouve que la capsule peut,
dans quelques circonstances, être déprimée seule,
sans qu'il soit besoin de la faire passer dans la
chambre antérieure; mais on ne doit essayer cette
dépression que quand la capsule est épaisse, et
promet de rester, par son propre poids, dans le
lieu où on l'a enfoncée. -

15me. OBSERVATION.

Un homme âgé de 36 ans me fut présenté,
en 1812, à l'hôpital de Cologne. Je venais de pratiquer plusieurs opérations en présence des médecins attachés à cet hospice : j'examinai le malade,
et, ayant reconnu une complication d'amaurose,
je refusai d'opérer Cependant, pour satisfaire ces
messieurs, qui m'observaient que la pupille était
susceptible de dilatation et de resserrement, j'o-
pérai : mais mon pronostic se réalisa ; car cet
homme, après l'opération, ne put distinguer aucun
objet, pas même une chandelle allumée.

Cette observation prouve que la mobilité de l'iris n'exclut pas toujours une complication, et qu'on fera bien de ne pas tenter l'opération, toutes les fois qu'il sera impossible au malade de distinguer la lumière des ténèbres.

16me. OBSERVATION.

Dans le courant de juin 1816, me trouvant à Ath, département de l'Eure, j'ai opéré deux opacités cristallines à la nommée Marsille, âgée de 32 ans. Cette femme, accouchée depuis deux mois, nourrissait son enfant. Je me contentai de lui faire une forte saignée, et d'ordonner le repos et un léger cataplasme émollient sur les yeux. La diète ne fut pas observée; et, malgré cela, l'inflammation fut petite, et la malade se rétablit entièrement dans l'espace de trois semaines.

17me. OBSERVATION.

Il arrive quelquefois que l'immobilité de l'iris ne contre-indique pas l'opération. Dans le mois de Septembre 1818, j'opérai à Douai M. Desprez père, doyen de l'ordre des avocats. L'iris était immobile; mais, le malade pouvant distinguer le jour et la nuit, j'opérai, et le succès confirma mon

M 4

pronostic. Je reçus, à cette occasion, une lettre
du médecin de M. Desprez : en voici la copie.

« Douai, 5 octobre 1818.

Monsieur,

J'ai l'honneur de vous informer que la suite
de l'opération que vous avez faite le 15 du passé,
à M. Desprez, a été des plus heureuses. Les précautions que prend ce respectable avocat, me font
espérer qu'il ne lui arrivera rien de fâcheux; il
voit et distingue bien; et, si on excepte quelques
lignes rouges dans le blanc de lait, il ne paraît
pas qu'on y ait touché. Il est, ainsi que sa famille,
dans le plus parfait contentement; on ne cesse de
vanter l'adresse de M. Lusardi, qui voudra bien,
je l'espère, me permettre de profiter de cette
occasion pour lui adresser mes félicitations, ainsi
que l'assurance de mon entier dévouement.

FOULON, D. M. P. »

_____

18ᵐᵉ. OBSERVATION.

Une affection morale provoque quelquefois la
dépression ou le déplacement spontanée du cristallin.

A Amsterdam, une dame était sur le point de
subir l'opération de la cataracte, lorsque, frappée

des préparatifs, elle s'évanouit. Quelle fut sa surprise, lorsqu'en reprenant ses sens, elle s'aperçut qu'elle avait recouvré la vue, et que d'un œil elle distinguait les objets ! Mais l'imprudent chirurgien, pour ne pas perdre son salaire, s'obstina à lui introduire l'aiguille dans l'œil ; et le résultat de sa témérité fut la perte de l'organe. Quelque temps après, j'opérai l'autre œil avec succès.

19me. OBSERVATION.

A Valence, royaume d'Espagne, une femme était au moment de se faire opérer, lorsque l'envie lui prit d'aller faire une prière à Saint-Vincent. Les diverses émotions qu'elle éprouvait, furent si violentes, qu'un déplacement spontanée du cristallin en fut la suite. Elle recouvra la vue. La superstition ne manqua pas de s'emparer d'un semblable événement. C'en fut assez pour faire crier au miracle.

20me. OBSERVATION.

Si le manque de régime après l'opération peut occasionner des accidens, une diète trop sévère est également funeste, sur-tout aux personnes dont les nerfs sont doués d'une grande irritabilité.

Dans le courant de mai 1819, j'ai opéré à

Lyon Madame R........, affectée de deux opacités cristallines. Je ne pratiquai d'abord la dépression que sur un seul œil, et son succès paraissait assuré, lorsque, quelques jours après, survint une céphalalgie violente, qui ne se termina que par la dilatation de la pupille et une amaurose complette, malgré les saignées du pied, les sangsues, et un vésicatoire à la nuque. J'ai attribué cet accident à un régime trop rigoureux, et à la constitution nerveuse de cette dame. Quelque temps après, j'ai opéré l'autre œil; une nourriture légère a été ordonnée et observée, ce qui a assuré le succès de cette seconde opération.

21ᵐᵉ. OBSERVATION.

L'opacité survient souvent à la suite d'un coup sur l'œil ou sur la tête; ces causes externes lui font donner le nom d'*opacité traumatique.*

Un jeune homme de Fontaines, près Lyon, me fut amené en mai 1819. Un de ses yeux était affecté d'opacité cristalline, par suite d'un coup reçu sur cet organe. Je pratiquai l'opération, dont le résultat fut heureux, malgré l'inflammation, qui fut très-intense et ne céda qu'aux antiphlogistiques répétés.

22me. OBSERVATION.

En août 1818, Mme. Piérard, épouse du maire de Saint-Piermont, canton de Busanci, département des Ardennes, se présenta chez moi pour être opérée d'une opacité cristalline. En l'examinant, je m'aperçus que cette dame avait déjà subi une première opération par la méthode de la kératonixis. Je reconnus qu'on avait employé ce procédé, par l'état du cristallin que l'aiguille avait altéré en plusieurs endroits, et par cette dame elle-même, qui me dit que l'opération avait été faite par un chirurgien des environs, mais sans succès. Je pratiquai alors la dépression de cette opacité. Elle était molle, et la réussite fut heureuse.

23me. OBSERVATION.

En 1814, me trouvant au Mans, département de la Sarthe, on me présenta un mendiant Génois, âgé de cent ans et dix mois. Ce vieillard, doué de la plus belle figure, avait plusieurs fois servi de modèle à notre célèbre peintre David. Outre son âge avancé, il était encore affecté d'opacités cristallines; l'intérêt qu'on portait à ce centenaire était tel, que les aumônes qu'il recevait chaque jour suffisaient à son entretien et à celui d'une

famille de neuf personnes. Son épouse, dans la
crainte qu'en lui rendant la vue, ce bienfait ne la
privât de la charité publique, s'opposait à l'opération ; mais elle céda aux instances des autorités.
Le malade fut opéré en leur présence ; il revit la
lumière, et s'aperçut bientôt, par le produit d'une
quête abondante, que l'intérêt qu'il inspirait dans
son état de cécité, s'était accru au lieu de s'af-
faiblir.

Cette observation prouve d'une manière évidente qu'il ne faut pas regarder l'âge avancé des
malades, comme une contre-indication d'opérer.

24me. O B S E R V A T I O N.

J'ai opéré, dans le mois de février de cette
année, M. Montdésert de Montmerle, qui, âgé
de 66 ans, et paralytique depuis trois, était en
outre affecté de deux opacités cristallines. Le médecin de M. Montdésert n'était point d'avis d'opérer ; mais, sûr de la réussite, je décidai le malade,
et pratiquai la dépression, qui n'eut d'autres suites
qu'une légère inflammation des paupières, laquelle ne subsista quelque temps que parce que
son état de paralysie s'opposait au traitement anti-
phlogistique ; par conséquent, il n'y eut presque
pas de diète et aucune saignée. Deux mois après,

j'introduisis de nouveau l'aiguille dans l'œil gauche, pour détacher un morceau de capsule adhérent. L'inflammation fut très-légère, et M. Montdésert recouvra la vue et la gaieté, qu'il avait
perdue depuis sa cécité.

25me. OBSERVATION.

Etant à Gand, en 1811, je fus consulté par
une dame goutteuse et affectée d'opacité cristalline. Je l'opérai, et le résultat fut d'autant plus
heureux, que cette dame, qui auparavant l'opération ne quittait pas son fauteuil, éprouva un
grand soulagement dans la première maladie;
et ce qui avait résisté long-temps aux remèdes
du médecin, céda sans doute au traitement anti-
phlogistique que nous employâmes.

DÉNOMBREMENT

Des AVEUGLES-NÉS *opérés par le Docteur Lusardi, depuis le mois de juillet* 1802*, jusqu'au mois d'août* 1819.

ST.-SÉBASTIEN, *prov. de Biscaye, Espagne.*

M. Monson, fils aîné d'un députe de la Biscaye, âgé de 10 ans.   *Succès.*

BURGOS, *Espagne.*

La fille Mansanilia.   *idem.*

LOGROGNO, *prov. de Rioca, Espagne.*

Calpu, âgé de 17 ans.   *idem.*

TUDELLA.

Isquierdo, âgé de 18 ans.   *idem.*

BARCELONNE, *province de Catalogne.*

La femme Gallopa, âgée de 37 ans.   *idem.*

VALENTIA, *Espagne.*

La fille Saavedra, âgée de 6 ans.   *idem.*

LORCA, *province de Murcia.*

Zapatera fils, âgé de 19 ans.   *idem.*

GRENADE, *Andalousie.*

Mlle. don Vicente Torello, âgée de 13 ans. *Succès.*

MALAGA, *Andalousie.*

Napoléon Barbanso, âgé de 6 ans. *idem.*
La fille Guarcardo, âgée de 9 ans. *idem.*

SÉVILLE, *Andalousie.*

L'enfant Lopez. *idem.*
Morillo fils, âgé de 6 ans et demi. *idem.*

CORDOUE.

Facardo fils, âgé de 6 ans. *idem.*
La fille Torro, âgée de 15 ans. *idem.*
L'enfant Cinsillia, âgé de 2 ans et demi. *idem.*

MADRID.

La fille Correa, âgée de 3 ans. *idem.*
Trucillia, rue (calle) de Francos. *idem.*

EN FRANCE.

CAEN, *Normandie.*

Une fille âgée de 18 ans, opérée en présence de M. Dominel, chirurgien de
l'hôpital de cette ville. *Succès*

LE HAVRE.

Le fils Fromentin, âgé de 11 ans. *idem.*
Une fille de Honfleur, âgée de 7 ans. *idem.*

LILLE.

Catherine Tritillat, âgée de 18 ans,
   commune de Bayeule.   *Succès.*

Une autre de 25 ans, même commune. *idem.*

Le fils Tubon, âgé de 9 ans, commune
   de Hambourdin.   *idem.*

La fille Comte, âgée de 22 ans, place
   du Moulin.   *idem.*

ST.-AMAND., *Nord.*

Le fils Chotaux, âgé de 3 ans.   *idem.*

La fille Ferdinand, âgée de 25 ans.   *idem.*

Mlle. Coisne, âgée de 23 ans, opérée
   infructueusement par un chirurgien
   de Lille, avec l'instrument de Guérin
   de Bordeaux. Je n'ai pas été plus
   heureux.   *Non succès.*

Mlle. Grenus, âgée de 10 ans, de Vau-
   trechis.   *Succès.*

Mlle. Malie Joseph de Cerf, âgée de
   30 ans, de Varneton, département de
   la Lis. Elle était myope, et avait le
   globe de l'œil très-volumineux. *Demi-succès.*

VALENCIENNES.

Mlle. Degrelle, qui a été opérée 3 fois, à
   un mois d'intervalle de la 1re. à la
   2me., et un an de la 2me. à la 3me.   *Succès.*

MONS.

Alexandre Boucher, âgé de 2 ans.   *Succès.*

Le nommé Deschamps, âgé de 25 ans.   *idem.*

Terchinon, âgé de 24 ans.   *idem.*

AMSTERDAM.

La fille Calergues, âgée de 14 ans, rue
de Warvestrat, N.º 2.   *idem.*

Le fils Chmett, âgé de 8 ans, rue
Curgelstrat, N.º 304.   *idem.*

ARNHEIM.

Un enfant de 6 ans.   *idem.*

MAYENCE.

L'enfant Valentin, commune d'Abseim,
canton de Wiedelolem.   *idem.*

DUSSELDORF.

Le fils Beller, commune de Aatting,
âgé de 16 ans.   *idem.*

Guillaume de Dohan, commune de
Bamen, âgé de 16 ans.   *idem.*

AIX-LA-CHAPELLE.

L'enfant Mezeque, âgé de 2 ans et
demi.   *Sans succès.*

BRUXELLES.

L'enfant Weemales, âgé de 2 ans.   *idem.*

N

LOUVAIN.

L'enfant Ollez, âgé de 3 ans et demi.   *idem.*

Jacques Dewil, âgé de 46 ans, mendiant, natif de Haldemberg. Je l'ai vu, 4 ans après, demandant l'aumône à Gand.   *Succès.*

NOGENT-LE-ROTROU, *Perche.*

La fille Marchand, âgée de 15 ans, commune de Margon.   *idem.*

BOULOGNE-SUR-MER.

Une fille de 7 ans.   *idem.*

VERNEUL.

Le fils Poirier, âgé de 11 ans.   *idem.*

Les deux sœurs Dupuy, âgées l'une de 23 ans, et l'autre de 25 ans, commune de Debourg; opérées en présence de M. Pagnion, médecin distingué et chirurgien de l'hospice de cette ville.   *idem.*

ATH, *Pays-Bas.*

Napoléon Mans, âgé de 10 ans, commune de Lans.   *idem.*

DOUAY.

L'enfant Pollet, âgé de 2 ans et demi, commune d'Amiche.   *idem.*

CAMBRAY.

Le fils Fontaine, âgé de 7 ans, commune de Valincourt, — *Succès.*

L'enfant Noirmain, âgé de 5 ans, de Cambresis. — *idem.*

Une fille à l'hospice civil. — *idem.*

ST.-QUENTIN.

La fille Dubois, âgée de 37 ans, commune d'Urvillet. — *Demi-succès.*

LAON.

L'enfant Vacher, âgé de 14 ans. — *Succès.*

Le fils Paris, âgé de 25 ans, commune de Loppen, canton de Fer, en Tardenois. — *idem.*

Les trois enfans Barbier, âgés de 15, 11 et 4 ans. — *idem.*

VALENCIENNES.

Joseph Wattiau père, âgé de 52 ans. — *Succès.*

Thérèse Wattiau fille, âgée de 22 ans. — *idem.*

Catherine Wattiau fille, âgée de 20 ans. — *idem.*

Henri Wattiau garçon, âgé de 12 ans. — *idem.*

James Wattiau garçon, âgé de 10 ans. — *idem.*

Joseph Wattiau garçon, âgé de 7 ans. — *idem.*

Deux ans après, la mère me conduisit sa fille aînée à Avesnes, pour lui déta-

cher un morceau de capsule ; elle me
dit que ses autres enfans étaient dans
le bois, à chercher des fraises.   *Succès.*

La fille Maille, âgée de 14 ans, commune d'Ergnies.   *Demi-succès.*

FLEURUS.

La nièce d'un médecin de la ville de
Fleurus, âgée de 12 ans.   *Succès.*

NAMUR.

Le fils d'un fermier du gouverneur de
Flandre, âgé de 7 ans.   *idem.*

LIÈGE.

François Laval, âgé de 24 ans.   *Succès.*

OSTENDE.

La fille Decoo, âgée de 14 ans, commune de Moore Lourance.   *idem.*

La mère Decoo, cataractée depuis vingt-
cinq ans, d'un œil, l'autre ayant été
opéré infructueusement par l'instrument de Guérin de Bordeaux.   *idem.*

BRUGE.

L'enfant Vagne, âgé de 2 ans, de la
commune de Cadrau, île de Walcheren. *idem.*

ALOST.

Le fils Hokart, âgé de 16 ans, commune
de Hofstaït.   *Succès.*

YPRES.

François Varrois, âgé de 25 ans, com-
mune d'Ooglède.   *idem.*

SÉDAN.

Les deux jumelles Ullenge, âgées de
8 ans.   *idem.*

Les deux enfans Libotte, un garçon âgé
de 11 ans, et la fille de 2 ans, opérés
à l'hospice de Sédan, en présence de
plusieurs médecins.   *idem.*

La fille Goudelle, âgée de 7 ans.   *idem.*

VERDUN.

Le fils de Jacques Adam Quilly, âgé de
6 ans, du hameau de la Grange-aux-
Bois, près de St.-Mesnould. Il avait
un autre enfant âgé de 9 mois, aussi
cataracté.   *idem.*

RHEIMS.

La fille Clément, âgée de 5 ans, commune de Lecaille, canton d'Asfeld,
département des Ardennes.   *idem.*

N 3

Le fils d'Etienne François, âgé de 14 ans,
   commune de Lude, canton de Versy.   *Succès.*

ÉPERNAY.

L'enfant Gonel, âgé de 4 ans, commune
   de Damerie.   *idem.*

CHALONS-SUR-MARNE.

La fille d'Alexandre Laurent Nicle,
   commune de Trepaille.   *idem.*

TROYES, *Champagne.*

La fille Bertholot, âgée de 4 ans. La
   cataracte d'un œil avait été absorbée
   naturellement.   *idem.*

LYON, *Rhône.*

Le fils Large, âgé de 14 ans, de Serin,
   canton de Belleville.   *idem.*

La femme Dudet, âgée de 26 ans, commune de Vonas, département de
   l'Ain, arrondissement de Trévoux. *idem.*

Nota. Elle a eu deux enfans cataractés
   de naissance; le premier est mort, et
   le deuxième a été opéré d'un œil.
   M. Petit qui avait opéré cette femme,
   avait obtenu un demi-succès.

La femme Fargeat, âgée de 59 ans,
   commune de Charnay, canton d'Anse.

Je l'ai opérée de l'œil droit seulement,
l'œil gauche ayant été opéré par feu
M. Janin infructueusement.   *Succès.*

Le fils Rave, de St.-Genis-Laval, âgé de
20 ans, opéré sans succès, à cause
d'une complication qui fut prévue
avant l'opération.   *Non succès.*

La fille de Jean-François Trafay, âgée
de 4 ans, commune de Saint-Denis-
de-Blaise, canton de Lagneux, département de l'Ain.   *Succès.*

La fille de Pierre-Joseph Quida, âgée
de 12 ans, de la même commune.   *idem.*

La fille Françoise Cagnin, âgée de 14 ans,
commune de Lagneux, département
de l'Ain, opérée infructueusement à
l'Hôtel-Dieu de Lyon.   *idem.*

La femme de Louis Bled, âgée de 33 ans,
de la commune de Chavanne, canton
de Pont-de-Vaux. Elle a 4 enfans non
cataractés.   *idem.*

Robert fils, âgé de 17 ans.   *idem.*

Louise Seitre, âgée de 8 ans, de Lavalla,
département de la Loire.   *idem.*

En terminant l'article sur les Aveugles-nés, je
ne peux résister au plaisir d'y ajouter un intéressant épisode, qu'a tracé M. de Jouy dans son
ouvrage de l'Hermite en province. L'auteur se
trouve à la fontaine de Vaucluse, et voici comment il s'exprime :

« Nous retournions au village ; en passant derrière le rocher de la fontaine , je m'arrêtai de
surprise à la vue d'une femme assise sur une
pierre, et dont la tête reposait sur ses deux mains,
dans l'attitude de la douleur méditative. Adrien
courut à elle, et lui baisa la main : je m'approchai,
et je voulus m'excuser d'avoir troublé sa solitude.
— « Ce jeune homme vous a nommé, me dit-elle :
votre rencontre ne m'est point désagréable. » Même
avant de savoir quelle était cette dame, j'avais été
frappé du son touchant de sa voix, et de la grâce
mélancolique répandue sur toute sa personne ; ses
traits privés de la fraîcheur de la première jeunesse, tiraient un nouveau charme du sentiment
douloureux qui paraissait les avoir flétris ; il était
aisé de voir que la vivacité de ses yeux s'était
éteinte dans les larmes, et qu'un chagrin profond
était devenu l'aliment de sa vie. Je n'écris pas un
épisode de roman ; je puis donc me dispenser de

rapporter ici l'entretien préliminaire qui amena le
récit que l'on va lire; quelque romanesque qu'il
puisse paraître, je puis en garantir la vérité.

Je laisse parler madame Du.... (qui ne m'a
autorisé à la faire connaître que sous le nom de
madame de Vanière.)

« Mariée à seize ans avec un officier général,
frère du mari de ma sœur aînée, nous vivions
depuis un an dans les douceurs de la plus tendre
union, au fond d'une campagne charmante, sur
les bords du Rhône. Ma sœur (quelques jours
avant le départ de son mari et du mien pour l'E-
gypte, où ils suivirent Bonaparte) mit au monde
un fils aveugle; j'étais moi-même enceinte à cette
époque : le cœur et l'imagination douloureusement
frappés pendant plusieurs mois du spectacle que
j'avais sous les yeux et des chagrins de ma sœur,
j'accouchai d'une fille également privée de la vue.
Que de soins, de pleurs et d'anxiétés ces deux
enfans coûtèrent à leurs mères ! Notre amour
pour eux s'accroissait de nos propres tourmens;
et plus nous étions effrayées du sort dont l'avenir
les menaçait, plus nous sentions le besoin de
rendre leur enfance heureuse.

» La nature, en les privant de la vue, les avait
doués d'une beauté rare; et, ce qui importait
bien plus à leur félicité, elle semblait leur avoir

partagé la même vie. Dans leur berceau, sur le sein
de leurs mères, Jules et Amélie étaient déjà insé-
parables; la même éducation, en éclairant leur
esprit, acheva pour ainsi dire de confondre leur
existence. C'est avec nos sensations et nos idées
que nous avions d'abord apprécié, ma sœur et
moi, l'infortune de nos enfans; mais nous ne tar-
dâmes pas à nous convaincre que nous éprouvions
pour eux des maux qu'ils ne pouvaient pas sentir,
des regrets qu'ils ne pouvaient jamais connaître.
Certaines qu'ils jouissaient de tout le bonheur
attaché à leur condition, notre tendresse éclairée
nous fit un devoir de ne point offrir à leur esprit
des images qui pouvaient y faire naître des idées
de privation.

» L'instinct d'amour qui les avait unis dès le
berceau, devint une passion dans leur jeunesse.
Je me sers de ce mot de passion, à défaut d'un
autre qui puisse exprimer un sentiment où toutes
les affections du cœur humain se trouvaient con-
fondues; ce doux lien n'avait point de modèle :
Jules et Amélie s'aimaient pour exister, comme
on aime l'air que l'on respire, comme on aime la
source qu'on trouve au milieu d'un désert.

» Constamment poursuivies par la même fata-
lité, ma sœur perdit son époux sous les murs de
Saint-Jean-d'Acre, et le mien ne survécut que

quelques mois à son retour en France. Je ne vous parle pas de nos douleurs; quelque vives qu'elles fussent, nous étions trop nécessaires à nos enfans pour ne pas les supporter.

» Jules et Amélie étaient arrivés à l'âge où nous pouvions songer à réaliser le seul besoin de leur cœur et le dernier vœu du nôtre. Ma fille avait seize ans; Jules en avait près de dix-sept; nous avions fixé l'époque de leur mariage.

» Le hasard conduisit dans le château que nous habitions un médecin célèbre; il observa les yeux de nos deux jeunes aveugles, et nous donna l'as-surance que leur cécité provenait d'une cataracte, et qu'ils pouvaient être rendus à la lumière; la joie extrême que nous causa cette nouvelle ne fut point partagée par ceux qui en étaient l'objet : ils ne concevaient dans le changement qu'on voulait opérer en eux qu'une autre manière de s'aimer ; et, n'imaginant rien au-delà du sentiment dont leur cœur était rempli, un sens de plus ne leur paraissait qu'un moyen de distraction, dont ils repoussaient l'idée.

» Les poètes, disait Jules en riant, se sont tous accordés pour représenter l'amour aveugle ; la nature a réalisé pour nous cette aimable fiction : pourquoi renoncerions-nous à son bienfait? — Je ne veux point voir Jules, disait Amélie; je veux l'aimer.

» Jusqu'ici nous nous étions abstenus de leur parler des plaisirs et des avantages attachés à la possession d'un sens dont nous ne pensions pas qu'ils dussent jamais jouir ; l'espérance dont on nous avait flattées nous prescrivit un autre langage. Nous essayâmes de leur donner une idée des beautés de la nature, pour leur susciter l'envie de percer le voile qui les leur dérobait ; mais ils continuaient à substituer le sentiment à l'image. « Amélie est plus belle que le jour, disait Jules ; je ne veux point les comparer. — Vous m'apprenez, continuait Amélie, que le soleil est plus brillant que Jules ; eh bien ! je ne veux pas voir le soleil, de peur de le haïr ».

» Nos larmes firent sur le cœur de ces aimables enfans ce que nos raisonnemens n'avaient pu faire sur leur esprit ; l'idée de nous rendre plus heureuses les détermina au sacrifice que nous exigions de leur tendresse.

» Ils subirent ensemble l'opération. Au moment où on leva l'appareil, ma sœur se jeta dans les bras de son fils. — « Ma mère, s'écria-t-il, en l'embrassant avec transport, je vous vois.... — Et moi, lui dit Amélie avec un profond soupir, me voilà, Jules, me reconnaissez-vous ? » Il la serra contre son cœur ; mais elle avait déjà compris que son premier regard n'avait pas été pour elle.

» L'instant où le bandeau tomba des yeux de ma fille, ouvrit sous mes pas l'abîme de douleur où devait se consumer ma vie ; un faible rayon de lumière vint mourir dans le regard qu'elle tourna sur son amant ; elle retomba seule dans cette nuit profonde dont elle commençait à sentir toute l'horreur.

Jules ne négligeait rien pour la consoler. « Je devrais être heureuse de votre nouveau bonheur, lui disait-elle en pleurant, mais je n'en ai pas la force : ma vie était toute entière dans notre amour, et cet amour était fondé sur une commune ignorance de tout autre bien ; vous verrez des objets qui me sont inconnus, vous aurez des idées nouvelles, nous ne nous entendrons plus ; je veux mourir, mon ami, je veux mourir avant de craindre de n'être plus aimée. — J'aurai cessé de vivre, répondit Jules, avant que cette crainte entre dans ton ame : cette lumière que je vois, te rend plus chère à mon cœur, en te montrant belle à mes yeux ; le bonheur de te voir ajoute au besoin de t'aimer : non, mon Amélie, nous ne nous quitterons jamais ; je serai ton appui, ton guide.... — L'ordre de la nature est changé pour nous, interrompait-elle ; il n'existe qu'un homme pour moi sur la terre, et vous avez des yeux pour toutes les femmes !... » Dès ce moment la jalousie entra dans son cœur, et s'y créa dans l'ombre et dans le silence un asile impénétrable, où nul autre sentiment ne put l'atteindre. Jules s'étudia vainement à lui cacher les vives impressions qu'il recevait de cette lumière à laquelle il venait de naître ; vainement, contraignait-il en sa présence les transports qu'excitait dans son ame le spectacle de la nature ; Amélie l'interrogeait sous prétexte de s'instruire, et terminait chaque fois l'entretien par cette réflexion cruelle : « Nous n'habitons plus le même monde. »

Si jamais, continua Mme. de Vanière, je suis assez maîtresse de ma douleur pour rassembler mes souvenirs et pour en retracer l'histoire sans les effacer par mes larmes, peut-être révélerai-je dans cet écrit quelques secrets du cœur humain échappés aux observations des plus profonds moralistes ; mais comment pourrais-je, après quatre ans, m'appesantir sur les détails de l'affreux événement qui me reste à vous raconter ?

La tendresse inaltérable de Jules, nos sollicitations, n'avaient pu ramener ma fille à l'idée d'un mariage qui ne pouvait plus réunir leurs destinées ; mais nous espérions, avec le temps, vaincre sa résistance ; et nous étions venus passer la belle saison à Vaucluse, pour y voir un vieil oncle de mon époux, dont la philosophie aimable avait beaucoup d'empire sur l'esprit d'Amélie.

La première fois qu'il nous conduisit à la fontaine, Jules ne put contenir le mouvement d'admiration dont il fut saisi, et sortit de l'extase où il resta quelques momens plongé, au cri que nous jetâmes en voyant ma fille, qui lui donnait le bras, tomber évanouie. On la porta dans la grotte, où elle ne tarda pas à reprendre ses sens. « Jules, dit-elle, en lui serrant la main, il y a donc hors de moi quelque chose qui peut vous plaire! » Le coup mortel était porté; au bout d'un mois, Amélie ne souffrait plus, elle dormait dans la tombe.... »

Madame de Vanière ne put continuer; ses sanglots étouffaient sa voix: elle accepta mon bras pour retourner chez son oncle, et ce fut d'Adrien que j'appris la fin de cette déplorable aventure.

L'infortuné Jules ne put survivre à la perte d'Amélie; depuis trois mois, il allait chaque matin passer quelques heures dans la grotte; un jour il ne revint pas: et tout porte à croire qu'il a trouvé la mort dans cette même fontaine, dont l'aspect lui avait causé un ravissement si funeste.

L'Ermite de la Guiane.

EXTRAIT d'un Mémoire inédit sur les Pupilles artificielles, adressé à MM. les Membres de la Société de Médecine de Lyon, par M. le Docteur LUSARDI, Chirurgien-Oculiste, Membre de plusieurs Sociétés, etc.; domicilié à Lille, département du Nord.

MESSIEURS,

Lorsque l'ouverture pupillaire de l'iris se trouve considérablement rétrécie ou entiérement obli-térée, l'opération par laquelle on en établit une nouvelle, est celle de la *pupille artificielle.* Le traducteur de Scarpa, dans ses remarques addi-tionnelles, a avancé que de long-temps la science ne ferait aucun progrès dans cette partie essen-tielle de la chirurgie oculaire, tout en avouant cependant que l'opération est difficile, quel que soit le procédé que l'on mette à l'épreuve, et le succès souvent infructueux.

Malgré le découragement où devrait jeter un tel témoignage de la part d'un médecin aussi dis-tingué que le docteur Léveillé, j'ai fait, dans ma pratique, des observations nombreuses qui m'ont conduit à un mode d'opération facile; et son

succès

succès est infiniment plus heureux que celui de tous les modes employés par mes prédécesseurs.

J'ai d'abord étudié les inconvéniens de chaque procédé opératoire, et les moyens de les annuller; et, si je n'y suis point parvenu complettement, du moins les hommes de l'art me sauront gré des améliorations que j'ai obtenues.

L'incision de l'iris est la méthode la plus ancienne, est-elle due à Cheselden ? L'on ne peut que s'étonner qu'un chirurgien aussi instruit que Morand ait pu voir Cheselden de près, et laisser encore des doutes sur la nature d'une opération telle que celle qu'il fit sur l'aveugle - né. Au reste, si cette opération est encore un point en litige, Morand assure qu'il a vu, sur un autre malade, le chirurgien Anglais percer la cornée avec une aiguille tranchante, et faire une large incision sur le milieu de l'iris, d'où résulta une pupille oblongue, à-peu-près comme celle des chats. Janin pratiqua également par la méthode de l'incision, la pupille artificielle; mais il incisait d'abord la cornée; ensuite, au moyen de ciseaux courbes dont il portait à travers l'iris la lame à pointe aiguë, il faisait une incision sur cette membrane.

J'ai trouvé constamment dans cette opération les inconvéniens suivans. 1º. La plaie de l'iris est

Q

susceptible de se cicatriser, et la maladie est reproduite. 2º. Quand on ouvre la cornée, l'humeur aqueuse se répand, l'iris se porte en-avant, et sa section devient une opération très-difficile. 3º. Une simple incision devient souvent inutile, quand l'iris est adhérente à la membrane cristalloïde; et, pour le dire ici en passant, cette adhérence est bien fréquente, et s'oppose au développement et aux contractions du tissu de l'iris, quel qu'il soit. 4º. Enfin il arrive que la pointe de l'aiguille de Cheselden, ou celle des ciseaux de Janin, va heurter la capsule du cristallin, le cristallin lui-même, et détermine une cataracte, quand toutefois elle n'existe pas déjà d'avance.

Après avoir tracé les motifs d'exclusion que je donne à cette méthode, je passe à l'examen de l'excision.

De l'Excision de l'iris, pour pratiquer la Pupille artificielle.

Les praticiens qui ont appuyé l'opération par excision, d'une grande autorité, sont Wenzel père, Demours, et Maunoir.

Le premier n'opéra pas toujours de la même manière. Tantôt, après avoir ouvert la cornée transparente avec le couteau à cataracte, il soulevait le lambeau, et allait, avec une petite pince, saisir le milieu de l'iris, tandis que de l'autre main, il portait dans la chambre antérieure des ciseaux très-déliés, et enlevait d'un seul coup la portion saisie par la pince. De cette manière, il évitait la lésion du cristallin et de sa capsule, et c'est là un des avantages de cette méthode, presque généralement oubliée.

D'autres fois, le baron de Wenzel pénétrait avec le cératotome dans la chambre antérieure, traversait l'iris, faisait ressortir la pointe de l'instrument à une petite distance, puis achevait la section de la cornée, et en faisait en même temps un lambeau à l'iris; alors, avec ses ciseaux, il allait enlever cette portion flottante. Cette méthode n'a point l'avantage que nous avons signalé dans la précédente.

MM. Demours et Maunoir, dans leur mode d'opération, qui diffèrent assez peu, pénètrent l'un et l'autre avec la branche des ciseaux dans la chambre postérieure; ainsi, les lésions de la capsule cristalline, et l'opacité consécutive sont à craindre. Ajoutons que souvent le lambeau enlevé ne détruit point toujours les adhérences, que la pupille reste immobile, ou se rétrécit assez promptement, et le malade a perdu tout le fruit de sa douleur et de sa patience.

Tous les reproches que nous avons faits à la

méthode précédente, se reproduisent ici, et il faut y ajouter encore que dans tous les cas l'opération est difficile et très-délicate; que, si la cornée est frappée d'opacité dans une grande étendue, et qu'on soit forcé de pratiquer la pupille artificielle très-près de la circonférence de l'iris, alors, l'opération devient d'une excessive difficulté, et souvent impraticable.

Du Décollement de l'iris.

L'expérience paraît avoir prononcé en faveur de la méthode du professeur de Pavie; mais il est constant que le décollement de l'iris du ligament ciliaire, ne peut guère se faire si le cristallin n'a pas été préliminairement enlevé. Tous les faits connus jusqu'ici constatent que l'opération de la cataracte avait été faite. Je n'entrerai dans aucun détail sur ce mode opératoire qui est bien connu, et il ne me sera pas pour cela difficile de faire comprendre que tous les accidens qui peuvent suivre la dépression sont aussi le cortège d'une opération dans laquelle la même aiguille, traversant la même partie, ira tirailler et déchirer une portion de l'iris. Si le cristallin existe encore au moment de cette manœuvre, qui nous dit qu'il ne sera point touché par l'aiguille ? que sa capsule et lui-même ne perdront pas leur lucidité,

si toutefois ils ne l'ont pas perdue déjà ? Car l'inflammation qui a oblitéré la pupille peut avoir
atteint cet organe lui-même et ses dépendances ;
on peut même dire que c'est là le cas le plus ordinaire.

Mon Procédé.

Ces réflexions que je viens de faire m'ont conduit à poser le problème suivant à résoudre.

1°. Ouvrir l'iris avec facilité dans tous les cas,
ceux même où la cornée ne laisse qu'un très-
petit espace lucide ; l'ouvrir vis-à-vis cet espace,
et sans exposer l'œil à l'inflammation.

2°. Empêcher la plaie de l'iris de se refermer ;
la forcer à se dilater et à rester ouverte, en dépit
des adhérences qu'elle peut avoir contractées.

3°. Obvier à la cataracte ou opacité présente
ou consécutive, qui annullerait le bienfait de
l'opération.

J'ai su remplir toutes ces indications.

D'abord, avec un petit bistouri, instrument
mince et qui n'est en effet qu'une aiguille tranchante, je perce la cornée, et je la dirige vers le
point où je veux pratiquer la pupille. Là, j'enfonce
cette lance dans l'iris, et je la fends largement ;
la première indication est remplie : alors, pénétrant
dans la chambre postérieure, je vais ouvrir la
capsule ; je saisis le cristallin, et l'amène en

avant, pour le placer entre les deux lèvres de la plaie que j'ai faite à l'iris. Là, il s'absorbe peu à peu; mais pendant ce temps les bords de la plaie de l'iris se sont cicatrisés, et on n'a plus à craindre d'adhérence consécntive; la plaie reste ouverte pour toujours. En détruisant ainsi la capsule cristalline, en enlevant la lentille, je me mets à l'abri des cataractes consécutives. Il est vrai de dire que dans toutes mes opérations j'ai trouvé le cristallin déjà opaque, quelquefois même absorbé. Alors un morceau de capsule que j'amenais entre les bords de la nouvelle pupille, remplissait les mêmes indications. Tel est l'usage important que j'ai su tirer de ce *tampon animal*, qu'on me permette cette expression.

Quand l'ouverture pupillaire n'est que rétrécie, je commence par appliquer l'extrait de Belladona (1). Cette application produisit un effet aussi heureux que rare, sur un mendiant de cette ville; les adhérens se rompirent par la force contractile que cet extrait développa dans le tissu iridien, et cet homme recouvra la vue sans autre opération.

Je crois devoir ajouter ici la liste de ceux sur

(1) Après avoir pratiqué la pupille artificielle, j'ai toujours soin d'introduire entre les paupières un peu d'extrait de belladona, et cette application contribue sûrement au succès de l'opération.

lesquels j'ai mis en usage mon procédé. J'en ai opéré douze ; deux opérations ont été sans succès ; j'ignore l'état d'un troisième : les neuf autres ont réussi ; voici leurs noms.

Mezia fils, de Corcelle.

Claude Michel, d'Ambérieux.

Bich Antoine, de Limonest.

Louis Regny, des Charpennes.

Un mendiant.

Femme Mansot, de Valence.

Gautier fils, de Tournon.

Boisson, de Marsonnas.

Fanny Berson, de Saint-Laurent près Saint-Claude, département du Jura.

A la suite des pupilles artificielles faites à Lyon, je citerai encore une observation qui tend à prouver combien est utile l'introduction d'une partie du cristallin dans l'incision pratiquée pour former la nouvelle pupille.

En 1817, étant à Bruges, je fus consulté par Mlle. Wan der Brugghes, âgée de 27 ans. Cette demoiselle avait précédemment subi l'opération de la pupille artificielle, une fois en France, une autre fois en Angleterre. Je l'opérai de nouveau ; et, ayant fait la section de l'iris, j'y introduisis un morceau de cristallin, lequel s'absorba peu-à-peu, après avoir donné à la plaie le temps de se cicatriser. Le mauvais état de la cornée, et les opérations infructueuses déjà pratiquées, me faisaient douter d'un succès, que je m'étais bien gardé de lui faire espérer ; pourtant, à notre grande satisfaction, la réussite fut des plus heureuses.

DESCRIPTION des Instrumens nécessaires à l'Opération par dépression.

De l'Aiguille.

L'AIGUILLE dont on se sert pour la dépression doit être très-fine, mais pourtant assez forte pour pouvoir pénétrer les membranes de l'œil, sans se plier ou se rompre. Sa longueur de deux pouces et demi environ, présente une courbure à son extrémité, laquelle forme une portion d'ellipse d'une ligne de diamètre. Cette extrémité est plate, quelquefois tranchante sur sa convexité, tranchante sur ses bords. Sa convexité est divisée en deux faces obliques, séparées par une arête tranchante, se prolongeant jusqu'à la pointe qui est très-aiguë. Le manche, dont la coupe est octogone, est fait en nacre ou bois d'ébène ; il porte un point blanc ou noir sur le pan qui correspond à la convexité de sa courbure. Ce point sert à indiquer le côté où se trouve la pointe du crochet, lorsque, dans l'opération, il se trouve caché par le trouble d'une opacité liquide. Cette aiguille courbe a, sur celle qui est droite et dont se servaient les anciens, l'avantage d'empêcher que le cristallin ne glisse autour de cet instrument, lorsqu'on veut le déprimer; et, au moyen du crochet que présente sa pointe, il a encore celui de le saisir avec facilité, pour le placer de manière qu'il ne puisse remonter. Ce crochet favorise également pour détacher la capsule de toute la circonférence de l'iris, et la briser même au besoin, pour en faire passer avec aisance une partie dans la chambre antérieure, ce qui ne pourrait s'exécuter sans de grandes difficultés avec l'aiguille droite. M. le professeur Dupuytren se sert de l'aiguille courbe ; mais il la veut plate, tant sur sa concavité que sur sa convexité; parce que, suivant lui, elle brise la cataracte qu'on désire déprimer. Ce ne peut être qu'une erreur ; car, si une cataracte est dure, il serait impossible de la briser, sans courir risque de léser quelques parties essentielles de la vision. D'ailleurs, l'aiguille qui coupe et scie tout-à-la-fois, divise la sclérotique plus facilement, et la met à l'abri d'une inflammation qu'une simple piqûre peut occasionner.

DU CONTENTIF.

Cet instrument se compose, 1°., d'abord, d'un cercle d'argent rompu dans un point de sa circonférence, de manière à ce qu'il lui permette de s'ouvrir et se fermer, pour s'accommoder au volume des différens yeux; 2°. d'un demi-cercle de même grosseur, soudé obliquement sur le premier, de manière à ce que celui-ci, dans sa partie supérieure, semble divisé en deux parties. Une tige du même métal, fixée sur un manche en nacre ou en ébène, et coudée de manière à s'accommoder à la saillie de l'os de la pommette, soutient le contentif tel que nous venons de le décrire.

Lorsque l'on veut s'en servir, le demi-cercle se place sur la partie moyenne de la paupière supérieure, et la refoule sous l'arcade orbitaire. La portion supérieure du grand cercle en soulève et en soutient le bord, tandis que sa portion inférieure appuie sur l'autre paupière qu'il écarte et qu'il soutient.

DESCRIPTION DE LA PLANCHE GRAVÉE.

FIG. 1re., Le Contentif.

A A, Cercle du Contentif.

B B, Union du Demi-Cercle au Cercle.

C, Le Demi-Cercle.

D, Ouverture du Cercle.

E, Tige de l'Instrument.

F, Coude de la Tige.

G, Union du Contentif avec le Manche.

H, Manche du Contentif.

FIG. 2, Le Contentif vu de côté.

FIG. 3, Le Contentif en place au moment de l'opération.

B B, Union du Demi-Cercle au Cercle.

D, Ouverture du Cercle.

I, L'Aiguille à dépression introduite dans l'œil.

FIG. 4, L'Aiguille à dépression vue de côté.

I, Tige de l'Aiguille.

K, Sa Courbure convexe à la pointe.

L, Sa Courbure concave *idem.*

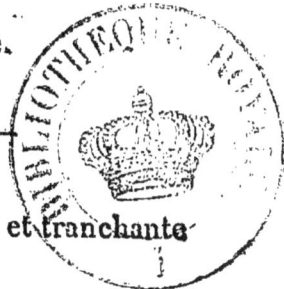

FIG. 5, L'Aiguille vue de face.

M, Extrémité de l'Aiguille pointue, et tranchante sur les côtés.

I, Sa Tige.

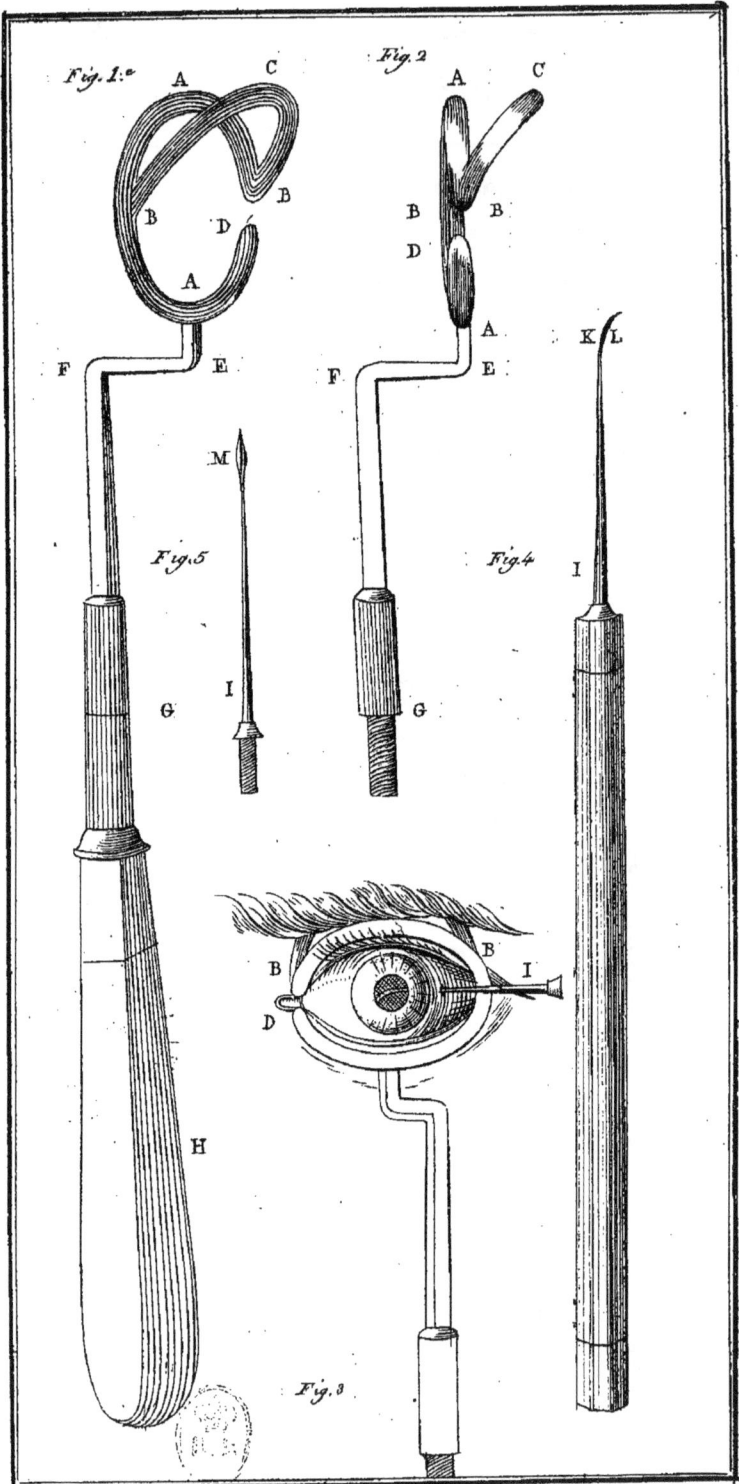

Fig. 1.ª A C
B B
D
A
F E

Fig. 2 A C
B B
D
A
F E

M
Fig. 5
I

G

Fig. 4 K L
I

G

I

B B
D I

Fig. 3

www.ingramcontent.com/pod-product-compliance
Lightning Source LLC
Chambersburg PA
CBHW071656200326
41519CB00012BA/2531